ちくま文庫

うつくしい自分になる本 増補版

SELF CLEANING BOOK 3

服部みれい

JN090009

筑摩書房

文庫版によせて
まえがきのまえがき

　みなさん、こんにちは。自分で自分を整え、浄化していく「セルフクリーニングブック」シリーズ第3作目もいよいよ文庫化の運びとなりました。

　1冊目の本から12年。ますます世界は激しく変化し続けています。そしてこんな時代だからこそ、この本に書いてあることがますますヒントになっていくと感じています。人間のもつ可能性により注目し、意識を進化させていきたいという思いもより高まっています。

　外側がどう混乱していようが、人は、自分の免疫力を高めていくことができます（このシリーズのどれもがご自身に眠る最高のお医者さん＝免疫力を高める知恵に溢れています）。わたしの周りでは自分で畑や田んぼをもち自分の食べるものを一部でも自分でつくるひとが本当に増えました。田舎では、新鮮な湧水を汲んで生活することだってできます。

　先日もあるユニークな先生がおっしゃっていました。治すのは人間じゃない、「自然」なんだって。わたしたちの中に眠る自然、わたしたちの環境である自然。それらをどう捉え、どう感じ、どう活かしていくかがますますたいせつになってきています。

わたしも 12 年ぶん、歳を重ねました。ただ、はっきりしていることは、冷えとり、瞑想、ホ・オポノポノのクリーニングなどを続けて、ますます健康になっているということです。これは、ひとつの人体実験の結果といえるのではないでしょうか。この 12 年間、一度も医療機関にかからず、薬も飲んでいません。あんなにからだもこころも悪かったにもかかわらず、です。

　自分の中の自然をたいせつにし、自分の中の自然の「治る力」を信じて、たくさんの知恵を毎日実践してきたからだと思います。おかげさまで、いわゆる体調不良や加齢による不調も、現時点ではありません。冷えとり健康法などでたくさんのめんげん（好転反応）を経験し、砂浴や、エドガー・ケイシーの知恵であるひまし湯湿布を実践し、いわゆる「毒だし」をしっかり行ってきたことと関係がありそうだと推察しています。

　この本を手にとってくださったみなさんに、あらためてお願いがあります。どんな時でも、自分くらいは自分の味方でいていただきたいのです。

　自然や自然の法則は、そんな自分に本当に寄り添ってくれます。この本をそのための知恵を得る一助にぜひしてください。

　ただ、どんな場合も何かの知恵を実践する時は、何もかも鵜呑みにせず、どうかご自身の感覚や直感をたいせつになさってください。「ここちよい」「気持ちいい」に

耳を傾け、「自分に合うもの」を行うことが肝要です。

　もちろん、実践を続けないとわからない、ということもあります。ご自分のからだと相談しながら、何よりたのしみながら、ご自分の中の自然をより元気に発動させていってください。

　そうして何より「ご自身である」という体験をたっぷり味わって、存分にたのしんでください。そういう喜びやたのしさで満たされた人、ゆるんで楽に生きる人が一人でも増えたなら、この世界は、外側がどんな状態であれ、楽園そのものになっていくと、あいも変わらず思っています。
　では、本書のスタートです。

2023 年 10 月

もくじ

3 あたらしい世界はうつくしい

4 インタビュー　達人に会いにいく

あたらしい自分＝本来の自分になり
自由になると人はうつくしくなる
まえがきにかえて

　みなさん、こんにちは！

　『うつくしい自分になる本』というタイトルを見て、「おほほ、あたらしい美容の本ネ！」と思って手にとった方、残念でした……。

　これは、あいにく、美容の本ではありません。

　と！　おっと！　ページを閉じるのをちょっとだけ待って！　この本は、自分自身が本質的にうつくしくなるための本、「美容」の枠をもっともっと超えて、「美容」よりさらにうんとうんと深い、ひとりの人全体としてうつくしく存在するにはどうしたらいいかについて探った本です。

　そう、顔やからだつきがうつくしくなるのはもちろんのこと、存在自体がなんだか魅力的になって、内側からぴっかーんと輝いて生きるための本といってもいいかもしれません。

　この本には、実は2冊、シリーズの本があります。

　『あたらしい自分になる本』（2011年アスペクト＝刊→増

補版 2016 年ちくま文庫）と『自由な自分になる本』（2013 年
アスペクト＝刊→増補版 2017 年ちくま文庫）という本です。

「このシリーズが大好き！　冷えとり健康法も瞑想も、
ホ・オポノポノも、白湯も、塩浴も、呼吸法も、布ナプ
キンもみんな試しているよ！」という方もいらっしゃる
かもしれません。この一部をなんとなく実践したという
方もいらっしゃるかも。いや、読んだだけです、という
方もいらっしゃるかもしれません。
　いずれにしても、この本ではじめてお目にかかる方も、
これまでの本を読んだことがある方も、まったくあたら
しい気持ちで、この本を読んでいただけるように構成し
てあります。

　あたらしい自分になると……（あたらしい自分になる
とは、一見パラドキシカルですが、**本来の自分に戻る**と
いう意味があります。本来の自分に戻っていく時、今ま
での自分とは違った面を見るような気になる時、そのこ
とを「あたらしい自分」と暫定的に表現しました）、自
然に、自由な自分になり、自由な自分というのは、どう
したってうつくしい自分なのだという確信から、このタ
イトルはつけられました。

　まあ、あたらしい自分、自由な自分、うつくしい自分
は、まったく同時に立ち現れるものでもありますが。
　ということで！　これらのシリーズは 1 冊だけでも、
また、どれから読んでいただいてもいいようになってい
ます。

それにしても……『自由な自分になる本』の単行本初版が発刊されてからもうすぐ5年というタイミングで、この本が発売されることになりました。『あたらしい自分になる本』からは、7年です。

　月日が経つのが早いような遅いような……。

　いやあ、振り返ってみても、わたし自身、とてもとても変わりました！　たとえば「冷えとり健康法」をはじめてちょうど10年経ったのですが、10年前よりも今のほうが、まちがいなく元気です。こまめに動けるし、薄着だし（笑）、なにかあっても立ち直るのが早いし、まあ全体的に陽気、かつのん気になりました。

　10年前より若々しいですし（自分でいうのもなんですが本当なんです）、ぴっかーんとしているのは、当社比で今の自分のほうです。

　これって、本当に、安心だし、うれしいし、たのしいし、ありがたいことです。こういった自分になっていったのには、冷えとり健康法をはじめとした知恵、また今回この本で紹介している自然療法や目に見えない世界の知恵を実践した結果だと自負しています。

　もちろん、大切なのは、**自分自身に合うものを実践する**、です。

　だから、この本を読んでも、どうかすぐに鵜呑みにしないで、自分のからだで実験するつもりで、自分に合うものを探して実践してみてくださいね。わたし自身、いつも自分の感覚をとても大切にしています。**自分のからだやこころが、最高で最善の答えを知っています。**それ

を信頼してくださいね。

　実は、そういった「態度」を教えてくれたのも、この
シリーズでご紹介している知恵たちです。ものや外側の
何かを頼りに生きるのではなく、**自分頼りに生きる**って、
すごく安心です。たのしいです。

　そうして本質的にうつくしい自分でいると、不思議と
あらゆることに「間に合う」ようになり、運がよくなり、
しあわせになるようです。しあわせは、拡大していくと
いう性質があります。そんな世界の一端をこの本を通し
て体験してくださったらこの上なくうれしいです。

　では、さっそく、わたしがここ数年であたらしく試し
て、すこぶるよかった知恵たちをたっぷりご紹介してい
きますね。

2018年1月

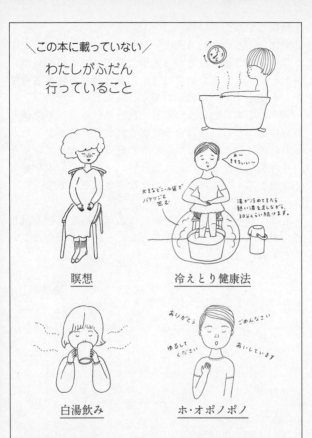

＼この本に載っていない／

わたしがふだん
行っていること

瞑想

冷えとり健康法

あ～
きもちぃ～

大きなビニール袋で
バケツごと
包む

湯がさめてきたら
熱い湯を足しながら、
30分くらい続けます。

白湯飲み

ホ・オポノポノ

ありがとう　　ごめんなさい

ゆるして
ください　　あいしています

そのほか、布ナプキン、オイルマッサージ、呼吸法、塩浴、アファメーション、部屋の大浄化…… etc.

これらの方法については、『あたらしい自分になる本　増補版』『自由な自分になる本　増補版』をお読みください

カバーデザイン　中島基文
カバー・本文イラスト　平松モモコ

1
からだから
うつくしくなる

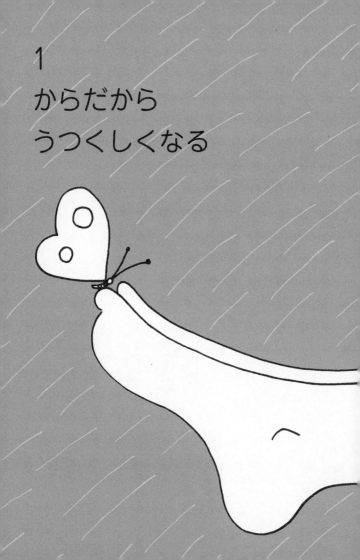

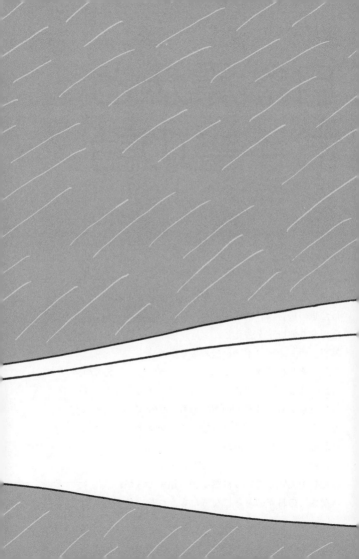

自分のからだは自分でケアする

自然療法と
お手当の話

不調だなと思った時、どんなふうに改善してる？
わたしの場合は、基本、ふだん続けている
冷えとり健康法を強化し、
瞑想、ホ・オポノポノを変わらずやる。
ただ、それにプラスして
自然療法によるセルフケア＝お手当をすることも。
特に東京から、岐阜の山あいのちいさな町へ引っ越してから
は、もっともっと自分で自分のことをケアするようになった。
しかも、そういう生活が、
なんだかじんわり、いいんだよね〜！
わたしが実践している自然療法の知恵たちが、
みなさんの日々の参考になったらうれしいです。

自然療法との出合い

　自然療法というものに生まれてはじめて出合ったのは
いつのことだったか……。

　明確に思い出すのは、自然派の育児雑誌の編集者だっ
た20代の頃のこと。鍼灸師・田中美津さんの『ぼーっ
としようよ養生法』という本を読んで、自然療法の特集
を組んだことがあったんだよね。その時に、「こんにゃ
く湿布」というお手当法を知って、自分でもやるように
なった。冷えとり健康法を本格的にはじめる10年以上
前のことだネ。

　「こんにゃく湿布」は、市販のこんにゃくを煮て、タ
オルに包んで、背中において、肝臓や腎臓、お腹などを
温めるというもの。

　これが！　とにかく気持ちよくて、疲れると自分でよ
くやってた。じんわりからだの奥から温まるんだよね。
それに、こんにゃく湿布をやっているとスコンと眠って
しまう瞬間があって、それが、もう、とにかく、ビック
リするほど気持ちがいい！

　こんにゃく湿布、とにかく簡単だから早速やりかたを
紹介するね。

こんにゃく湿布のやりかた

◎用意するもの
・こんにゃく4丁
・タオル数枚（これ以外にもしあればバスタオル数

枚)
・つめたいこんにゃく、または冷やすもの（缶ジュース）

◎準備しよう
1. 大きめの鍋に水を張り、こんにゃくと塩を少し入れ、沸騰したら弱火にして 10 ～ 15 分間ぐらい茹でます
2. 温めたこんにゃくの水気を切ってから 1 丁ずつタオルに二重にくるみます。こんにゃくが熱すぎたらタオルを重ね巻きにして、気持ちよい温度になるように調節します

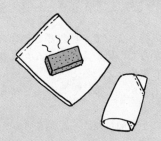

◎さあ、やってみよう
1. 最初は仰向けになって肝臓とへそを中心にしたお腹（小腸）を各 30 分温め、1 分間水でぬらして絞ったタオルで冷やします。脾臓は冷やしたこんにゃくか缶ジュースで 10 分間冷やします
2. 次にうつぶせになり腎臓と足の裏を各 30 分温め、1 分間、水でぬらして絞ったタオルで冷や

します。「気持ちよく温めてから冷やす」が基本ですが、冷やすのが気持ちよくなければ、温めるだけにしてみてください

・なお、タオルで巻いたこんにゃくは、バスタオルで上から覆うと、熱が長持ちします。使い終わったらこんにゃくは、水を入れた容器に保存しておけば何度か使えます（食べません）

1. 仰向け

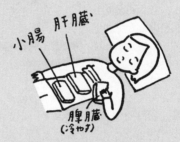

2. うつぶせ

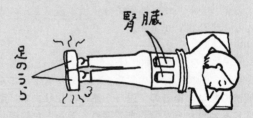

◎ここもポイント

・子どもの場合は、肝臓と足の裏を気持ちよく温め、

脾臓は母親の手をあてることが基本です
・5歳までの乳幼児は10〜15分、5〜10歳は20
　〜30分を目安にします。子どもは最初に熱すぎ
　るといやがってしまうので、こんにゃくの温度を
　タオルで十分調節してあげてください
・急な発熱には、3時間おきに手当てをします
・「ビワの葉こんにゃく湿布」として、生のビワの
　葉の表側をからだにつけて、その上からこんにゃ
　く湿布をするのもおすすめです。こんにゃくの水
　分により、ビワの葉の成分が毛穴を通して働きや
　すくなるとのことです
『緑のセルフ・ケア』（橋本俊彦、橋本雅子＝著）参照

　わたしは、たいてい、脾臓を冷やすのはやらなくて、
お腹を温めて、腎臓を温めて、おしまい、という感じ。
これだけでも充分、うっとりするほど気持ちがいいよ。
このこんにゃく湿布について、砂浴の先生で、快療法に
よる治療を行っている鍼灸師・橋本俊彦さんの本に、こ
んなふうに書いてある。

　「からだを温める熱には『乾いた熱』と『湿った熱』
という二種類の性質の異なる熱があります。**こんにゃく
療法の熱は、後者の『湿った熱』になります。湿った熱
はじんわりからだの芯まで温め、温かさが持続します**」
『緑のセルフ・ケア』より抜粋

　そうなの！　こんにゃくって、茹でると本当に熱々に

なる！　これをタオルにくるんでからだにあてると、も
う、びっくりするほど気持ちいいんだよね。冷えとり健
康法でも、湯たんぽなど、陶器のものがおすすめと聞く
よ。自然なかたちで徐々に冷めていくものが、からだに
ここちいいようなんだよね。

　さらに、こんにゃく湿布について、東城百合子さんの
『家庭でできる自然療法』には、こんなふうに書いてあ
るよ。

　「胃腸病、風邪、熱、慢性病、ガン、高血圧、腎臓、
肝臓病、糖尿病、結核、その他疲労には大変よい方法で
す。体内の毒素を出し新陳代謝を助け肝・腎を刺激して
よく働かせますから全身の強壮法です。年中忙しく疲労
がとれない等という方も夜休む時これをすると疲労回復
に大変よい。通じ、小水の出もよくなります」
『家庭でできる自然療法』（東城百合子＝著）より抜粋

　うーん、わかるわかる！　このこんにゃく湿布、わた
しは特に疲れている時にやるかな。あと、最近はならな
くなったけれど、膀胱炎になりそうになった時、頻尿に
なるような時、思いっきり冷えたなあという時によくや
ってる。

　あとネ、身近な人にやってあげるのもおすすめだよ。
わたしは家族やスタッフが調子悪い時などにこのこんに
ゃく湿布をしてあげることがあるよ。

①『ぼーっとしようよ養生法』

『ぼーっとしようよ養生法─心のツボ、からだのツボに…東洋医学』（田中美津＝著　知的生きかた文庫）

1990年代に、『万病を治す冷えとり健康法』（進藤義晴＝著　農山漁村文化協会＝刊）以外ではじめて読んだ代替療法、東洋医学の本。「こういう考え方があるんだ！」と目からウロコでした。今のわたしの原点ともいえる本かも。タイトルもすてきですよね

②自分でもやるようになった

当時は、17ページの「こんにゃく湿布」のやりかたではなくて、田中美津さんの著書を参考に、3丁のこんにゃくを茹で、うつぶせになって、左肩甲骨（1つ）と腎臓（2つ）を置くという方法で行っていました。20代だった頃、日々の仕事で本当に疲れていて、このこんにゃく湿布には本当に救われました

③肝臓や腎臓、お腹などを温めるというもの

◎肝腎脾のお手当と快療法

「『数ある内臓の中で、肝臓、腎臓、脾臓の三つの臓器が中心となって、三つともえとしてからだを護っている。したがってこの三つを悪くしないような生活をすることが病気をしない健康法であり、病気は三つの臓器の働きが悪くなって起きるから、それをよくする方法をとれば回復する』。これは多田政一先生（1911〜1998）が昭和初期に提唱した綜統医学の基本的な考え方です。生きていく上で必要な栄養の総仕上げをする肝臓、老廃物の後始末を請け負う腎臓。免疫防御の中枢である脾臓、この三つの内臓を気持ちよい温度で温める調整法で、その働きを活性化させ、（中略）からだ全体の免疫力を高めていきます（中略）。快療法はこの綜統医学の考え方をベースに、肝臓、腎臓、脾臓に胸腺を加えた内臓の温熱療法に発展させ、効果を上げています」

◎内臓の効果的な手当法

肝臓、腎臓、脾臓と胸腺の働きが、大切です。「病気はこれらの内臓が弱りエネルギーが不足して、本来の働きができない状態です。内臓を気持ちよく温めることは、不足しているエネルギーをからだの外側から補い、働きをサポートしてあげることで自然治癒力が高まります。

温めるところは、①胸腺、②肝臓、③小腸、④脾臓、⑤腎臓、⑥仙骨、⑦足の裏の順に、七カ所が基本です。（中略）自分が気持ちよいと感じる温度が適温です。例外的に脾臓だけチクっと熱くするか、もしくは冷やすようにします。基本七カ所を温めたら、特に弱っている内臓を重点的に温めます。時間は全体で15〜30分ããです。病気の状態によっては、あまりやりすぎてもかえってからだが疲れてしまう場合もあります。<u>特に重い症状のときは短い時間で終わらせ、よくなるにつれて時間を増やしていきます</u>。からだを温めた後は少し横になるくらいの時間が必要ですから、<u>入浴や食事の前後30分は控えたほうがよいでしょう</u>」ともに『緑のセルフ・ケア』（橋本俊彦、橋本雅子＝著）より抜粋

④スコンと眠ってしまう瞬間があって
半身浴（『あたらしい自分になる本』ちくま文庫28ページ）、足湯（同書29ページ）、ショウガ湿布（33ページ）、ヒバ湯（36ページ）などでも、そういう瞬間があります。もし、夜眠れないことがあったり、眠れなくて悩んだりしている人は、これらのセルフケアを取り入れるのもおすすめ。セルフケア中にくる、「スコン」という一瞬の眠りはとても深く、その瞬間を日々重ねるだけでも、心身がとても楽になります。一度でいいから試してみていただきたいです

⑤砂浴の先生
橋本俊彦さんは、44ページから紹介している砂浴の先生として最初はお会いしました

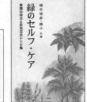

⑥橋本俊彦さんの本
『緑のセルフ・ケア―実践快療法と穀物菜食レシピ集』（橋本俊彦、橋本雅子＝著博進堂＝刊）91ページ参照。この本は『自然治癒力を高める快療法―セルフ・ケアと穀物菜食レシピ』の書名でちくま文庫で文庫になった（電子書籍あり）

真心とやさしさも治療

　自然療法によるセルフケア＝お手当のよいところって、なんか、こう、「行為」で自分の思いを表せるところなんだよね。

　愛情をね、安価ですごく身近なやりかたで表せるのがいい。このセルフケアの世界っていうのは、物質的にそうする以上のここちよさとか、深い部分でのコミュニケーションとか、愛情表現とか許しとか、さまざまな位相で、さまざまな良い点があると思う。

まさにホリスティック（＝全体的、包括的）ってこういうことなのかなって思うよ。

　もっといえば、安いからとか、簡単だからとかいうことも大事だけれど、何より、こう、真心を通わせる知恵が、今、ますます必要になってる気がする。「やってもらう」「やってあげる」、「もちつもたれつ」の関係を増長させる知恵というか。何よりね、自然の力って愛そのものなんだよね。うまく愛情が表現できなくても、その自然＝愛で、自分や誰かを癒せるといったらいいかな。

　そうそう、冷えとり健康法って、わたしはすごく好きなんだけれど、基本、ひとりでやるものなんだよね。そのよい点もすごくたくさんある。でもサ、弱ってる時って、正直、人に触ってもらったりやさしくしてもらったりされたいという時もない？

　誰かに、こんにゃくを茹でてもらって背中に載せてもらうとか……それだけでもすごくこころが安らぎそうだよネ。もちろん、ふだんは自分自身でできる限りケアしつつ……でも、弱っている時に、誰かにちょっと手助けしてもらって、自然療法のセルフケアをするっていうのもすごく豊かだなって思ってるんだ。

　もちろん、自分で自分に「してあげる」ということも本当におすすめ。自分に対して、こんにゃく湿布をしてあげるって、自分へのやさしさを感じて、自分を愛することにつながる行為なんだよね。

　あ、今思い出した！　本当に本当の最初の自然療法の体験は、母の「手当」だったかも。

10代も終わりの頃。受験勉強ですごく体調が悪くなって、実際に受験の前の日だったか、本当に胃が痛くなってどうしようもないことがあったんだよね。その時、母親が、じっと手をあてたりさすってくれたりしたの。そうしたら、20分だったか、30分だったかして、本当にすっかり治ってしまったんだよね！

　母の愛情をもって子に触る時、そこには何か、魔法のようなことが起こるのかな。いや、それこそ、そういう、淡く、地味だけれど純粋な行為の中にこそ、魔法は宿る、というかね。

　人間の手だって、最高に「自然」だよね。

　自然を媒介する、すごい存在というか。

⑦じっと手をあてたりさすってくれたりしたの
宗教の中で、手をあてたりかざしたりするものがあるらしいけれど、母が行ったのは、純粋に、ただ手をあてただけというもの。なお、本格的な「お手当」としては、70ページの直傳靈氣のこともぜひ読んでいただきたいです

⑧人間の手だって、最高に「自然」だよね
直傳靈氣でも本当にそのことを実感しました

風邪の時のセルフケア

　さて、この本を読んでいる人の中には、しょっちゅう風邪をひいてるよ！　という人もいるかもしれないから、風邪をひきそうになった時に実践している、今すぐできるセルフケアをご紹介するね。

　わたし自身は、冷えとり健康法に出合って、風邪で何

日も寝込むということが、最近ではほとんどなくなった。
最初の数年間は、『あたらしい自分になる本』でも書か
せていただいた通り、ものすごい高熱が出たり、とにか
く、「めんげん」(好転反応)がすごかった。でも、最近
……特にここ数年間は、風邪っぽいかなと思っても、半
日とか1日くらいで行き過ぎてしまうよ。実際、風邪を
ひいているのかもしれないけれどすぐに終わってしまう
イメージ。

　それは、冷えとり健康法を実践しているということも
あるだろうし、風邪を自然に経過させることを続けてい
るせいで、そうなってきたという気もするよ。何日も寝
込むようなことが本当になくなった。ちなみに、風邪っ
ぽいナと感じた時に瞑想(196ページ⑤)をすると元気
になることが多い(逆に、瞑想をサボっていると風邪み
たいな症状になりやすい気がする)。

　では、ご紹介するね。
　まず、風邪っぽいなあ……と感じたら……わたしの場
合は……
　足湯をする。もちろん、半身浴もたっぷりやる。あと、
タオルをギリギリまで熱くして、それを首の後ろにあて
る。これは本当に気持ちがいいよ！　あとは、梅醤番
茶を飲むかな。
　梅醤番茶も簡単だから、ぜひつくってみてネ。

梅醤番茶のつくりかた

◎材料
・梅干し　中1個
・醤油　大さじ1
・ショウガ汁　2〜3滴
・三年番茶　180〜200cc

◎つくりかた
1. 梅ぼしを、箸でほぐす
2. 醤油とショウガ汁を入れて練り、熱い三年番茶を注ぐ

◎みれいメモ
・三年番茶がない時には、ほうじ茶などで代用することも
・市販品もたいてい常備しています。忙しい方や、職場や外出先で飲みたい時に便利です

　この梅醤番茶を飲んでから、こんにゃく湿布をするというのもいい。あとはね、咳が出るなあという時や喉が痛い時は、はちみつ大根をつくる。はちみつに、大根をちいさく切って入れておくよ。そうすると、大根からエキスが出て、はちみつがサラサラになってくる。そのサラサラをスプーンですくってしょっちゅう飲む。これが本当においしいんだよネ！

また、咳がさらにひどいなあという時は、生のレンコンをすって、布などで搾り、その汁にはちみつを入れて飲んだりする。タイミングがよければすごく効く！

　あとはね、とにかく横になる！　眠る！　これに限るかな。風邪のひきはじめって「ああ、眠いな」という瞬間があるの。その時に、眠気に抗わずほんの少しでも眠る！　わたしの場合はだけれど、たいてい、「いい感じ」になることが多い。鍼灸師・橋本俊彦さんも、「横になるのも、からだにとって大事なことなんだよね～」と、おっとりとした口調で話してくれたことがある。

　そう、人間って、もともとは、四足歩行の動物から進化して……。

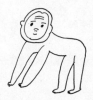

　それが、ある時から二足歩行になった。
　で、足から頭まで血が巡るのに結構なパワーが必要なんだって。

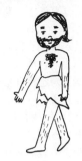

でもさ、ほら！　横になるだけでも！

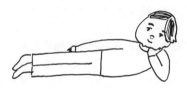

全身の血液の巡りがよくなるんだって。

ただ横になるってけっこう、休めるってわけ。

だから、もし眠れなくても、「ただ横になる」というのだって、立派な治療でもあるんだよね。

あ、あとね、風邪をひきそうな時って、胃腸が弱ってることがきっかけであることも多くて……。何かやたらめったら食べたくなったりしてサ、たくさん食べて、気づいたら、熱が出てるみたいなことってない？　で、そういう時はもちろんだけれど、風邪をひきそうな時、あと、ひいてしまったら、食事を抜くか、ごく軽いものにするようにするよ。

野菜スープの汁だけ飲むとか、おかゆを食べるとか。

あとわたしが好きなのは葛湯！　葛湯に、リンゴをすった
ものを混ぜて食べることもある。発熱している時においしいんだよね。とにかく少食にして、からだが消化で
エネルギーを使わないようにする。もちろん、あたたか
いお茶とか、梅醤番茶とかを摂りながら。

　もちろん、白湯も飲むよ！　でね、いつだったか、あ
る人に教わったんだけれど、熱がある時なんかは、この
白湯に、自分の手をあてるの。で、その白湯を飲む。

　どういうことなのかよくわからないんだけれど、まあ、
自分の波動を白湯に転写するって感じかな。「波動とか
ワカラナイヨ！」という人には、謎すぎるかもしれない
けど……。

　でもサ、お金もかからないし、簡単だから、まあ、チャ
ンスがあったら、おまじない気分でもいいからやって
みて。これが、けっこう、わたしのまわりでは「よくな
った！」って人が多いんだよね。不思議なことに。どう
いうメカニズムなんだろ!?

　……と、こんな感じで、冷えとり健康法をベースにし
ながら、自然療法によるセルフケアをたのしんでいる
よ！

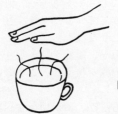

自分の波動を
白湯に転写

からだやこころがなにか元気がないなあ、とか、風邪をひいてしまった、とかそういう時に、自然療法やセルフケアの本、冷えとり健康法の本を読むのもすごく元気が出る。自然療法関連の本って読んでるだけでワクワクする。なんか、エネルギーが高い感じといったらいいか。

⑨冷えとり健康法
愛知県で医師をしていた進藤義晴さんが開発された健康法。ここでいう「冷え」とは、いわゆる「冷え性」とは違い、**「下半身が冷たく、上半身が熱い状態」**、さらには**「からだの内部のほうと表のほうの温度差」**を指します。この冷えが生じると、血や気のめぐりが悪くなり、心身に不調を感じたり、病的な症状があらわれたりすることも。「冷えとり」はそういった万病の元である冷えを、自分自身でとり、心身を整える健康法で、具体的には次のような方法があります。半身浴をする、靴下を重ねばきする、レギンスをはく、湯たんぽを使う、食べすぎない。そのほか、住まいの空気をよくかき混ぜるようにする、家の中でからだを使ってやるべき仕事をおっくうがらずにやる（はき掃除、ふき掃除をこまめにやり運動不足を解消する）、腹式呼吸をこころがける、自分本位を捨てて苦楽があること自体を楽しむようにする、など。
（くわしくは『あたらしい自分になる本 増補版』20ページ「冷えとり健康法のこと」、『自由な自分になる本 増補版』44ページ「冷えとり健康法 あれから 前編」、142ページ「冷えとり健康法 あれから 後編」いずれもちくま文庫を参照）

⑩『あたらしい自分になる本』
（服部みれい＝著　ちくま文庫）本シリーズの第1弾。冷えとり健康法、部屋の浄化、アーユルヴェーダ、白湯、布ナプキン、瞑想、ホ・オポノポノ…etc. わたし自身の体験をもとに、からだや身のまわり、そしてたましいまでもがあたらしくなっていく知恵をご紹介しています

⑪「めんげん」
自然治癒力により、症状がよくなる過程で、一旦症状が悪くなったかのような状態になること。発熱、おなかの調子が悪くなる、皮膚の症状が悪化する、咳や鼻水が出る、めまいがする、など。漢字では「瞑眩」と書く

⑫風邪っぽいかなと思っても、半日とか1日くらいで行き過ぎてしまうよ
風邪に関しては、『風邪の効用』（野口晴哉＝著　ちくま文庫）は一家に一冊置いてほしい名著。本当に本当におすすめです！　著者は、いろいろ病気はたくさんある中で、一番難しいのは風邪だと指摘。しかし風邪をひき、自然な経過を乱しさえしなければ、あたかも蛇が脱皮するように新鮮なからだになれるといいます。風邪は病気というよりも、風邪自体が治療行為ではないか、とも。なお、風邪は

敏感な人が早くひくし、細かく風邪をチョクチョクひくほうがからだが丈夫とか。野口氏自身もよくひいたそうですが、なんと、40分から2時間くらいで経過してしまったとのこと

⑬足湯
「冷え」の強い時、下痢、腹痛、頭痛、生理痛など調子の悪い時におすすめ。わたしは、発泡スチロールの箱やバケツに、気持ちよい温度（熱め）のお湯を入れて、やかんに熱湯をわかしてそばにおき、お湯を足しながら入ります

⑭半身浴
肩までお湯につかるのではなく、みぞおちから下がつかるようにして、20〜30分以上かけてゆっくりとあたたまります。腕は出して入りますが、肩が寒いと感じる場合は、タオルなどをかけてみてください。お湯の温度は体温より少し高めの37〜38度が望ましいとされていますが、最初は気持ちのよい温度ではじめて、徐々に適正な温度にするのがおすすめです

⑮タオルをギリギリまで熱くして
熱湯をつくって、水を足しながら、できる限り高い温度でタオルを温めます（両端をぬらさないようにすると、熱いまま絞ることができます）。それを首の後ろにあてます。2枚用意して、交互に行うのが好きです。自分で「もういいかな」と思う瞬間がやってくるので、それでやめてしまいます（たいてい、15〜20分程度です）

⑯市販品
わたしは、家や仕事場に「梅干番茶」（有機の梅肉、醤油、有機生姜、有機番茶入り）（無双本舗）を常備しています。スティックタイプになっていて便利。お湯を注ぐだけで梅醤番茶ができあがります

⑰はちみつ
はちみつはどんな場合でも加熱消毒していないものが望ましいそうです

⑱ごく軽いものにする
どうしても食べたい時によくつくるのは「つきつき大根うどん」。実家の近所のあるおばあさんから聞いたレシピ。大根をピーラーなどで薄くそぎます（これを岐阜の方言で「つく」というらしいです）。うどんを茹でて、最後にその大根も入れてさっと茹でる。ざるにうどんと大根をあげ、お湯をきり、器にもったらお味噌を少しだけ入れて混ぜながら食べます。これにおろしたショウガを入れることも

⑲葛湯
葛の根を粉にした葛粉を少量の水で溶き、熱湯を加えた飲みもの。昔から病気の人や子どもの栄養食として、重用されてきました。葛粉はからだをあたためる作用があり、漢方のかぜ薬「葛根湯」の主成分にもなっています

⑳白湯
白湯のつくりかた

1. やかんに新鮮な水を入れ、ふたをあけたまま火にかけます。換気扇も回します
2. 沸騰したらそのまま10〜15分ほど沸かし続ければ、できあがりです
3. 飲める温度になったら、少しずつ、すするように飲みます
・1か月以上にわたり定期的に飲む場合、1日の量はコップ5〜6杯（700〜800ml）に（くわしくは『あたらしい自分になる本 増補版』71ページ「白湯のはなし」を参照）

おすすめのセルフケア

　では、ここからは、わたしがおすすめのセルフケアをおまけでご紹介するよ。気になったものを、ぜひやってみてね。

　近くの人が弱っている時にやってあげるのもおすすめだよ！

　あなたの愛をぜひ、セルフケアという行為で表現してみてね。

おまけ　わたしの好きな自然療法＆お手当

ショウガ湿布

　ショウガは、中国の古典によると「百邪を防御する」と記され、漢方薬にも多用されているそうです。わたしは、疲れた時などに行っています。
腰痛、肩こり、リウマチの関節痛、扁桃腺炎、

気管支炎などに対応できるそうです。

◎用意するもの
・ショウガ 200 〜 300 グラム
・水 4 リットル
・木綿の袋
・タオル 2 枚
・バスタオル

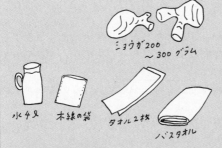

ショウガ 200
〜 300 グラム

水 4 ℓ　　木綿の袋　　タオル 2 枚　　バスタオル

◎あるとよいもの
・ゴム手袋（熱いタオルを絞る時に便利。なくても
　よい）

◎さあ、やってみよう
1. 洗ったショウガを皮ごとすりおろし、木綿の袋
　に入れる
2. 水 4 リットルを 80 度くらいに沸かし、1 を入れ
　る。沸騰させないように注意しながら、鍋はご
　く弱火で保温（80 度以上になるとショウガの酵
　素が死んでしまう）

3. 2の中にタオルを浸して絞り、熱さをみて患部にあてる（熱いタオルを絞る時、ゴム手袋があると便利です）。この上に2枚目のしぼったタオルをあてて、さらにバスタオルでおおう

4. 最初にあてた下のタオルが冷めてきたら、それを抜き取って、上のタオルを肌にあて、あたらしく絞り直したタオルを重ねる。これを繰り返し、患部が真っ赤になるまで続ける（15～20分程度）

① 70～80℃の湯にショウガの袋を入れごく弱火で保温

② タオルをひたしてしぼる

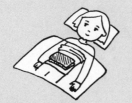

タオルの熱さを調節して患部にあてる。上からバスタオルなどをかけて全体を保温して

◎注意すること

※子どもや高齢者は半分の時間で行います

※ショウガ湿布用の「ショウガ粉末」も市販されています

※湿布用にタオルを重ねて縫い合わせておくと、保

ヒバ湯

冷え、便秘、下痢、肝臓、腎臓、婦人科系疾患、アトピー性皮膚炎、痔などによいそうです。
冬のとても寒い日、温まりたい時に行うことも。

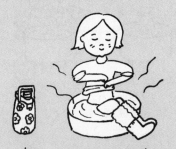

額に汗をかく程度に
20〜30分

◎用意するもの
・大根の葉を干したもの
・塩少々

◎あるとよいもの
・大きなたらい（なければお風呂でもできます）

◎さあ、やってみよう

1. 大根の葉2~3株程度と塩少々を大きな鍋に入れ
   20 ～ 30分程度煮出す
2. 大きなたらいなどにお湯を入れて、1の煮汁を
   入れて、腰湯をする
3. ぬるくなってきたら足し湯をするなどして入る
   （額に汗をかく程度に20 ～ 30分）

◎注意すること

※寒い場合は、上着や靴下を着用したままで行いま
  す
※たらいがない場合は、お風呂に小さい椅子のよう
  なものを入れて、座るように腰から下だけ入るか、
  最初からお湯の量を少なめにして入ります

ビジョンヨガ

　岐阜・美濃に来てからはじめたヨガで、動きもや
さしく、自然に内観ができ、深いリラックス状態に
なるのが特徴です。痛いけれど気持ちいい＝「いた
きも」に注目します。
通常はインストラクターの声の誘導で行いますが、
わたしがふだんもよく行っているポーズをご紹介し
ます。

◎足裏マッサージ

ビジョンヨガの教室の時、ヨガの最初に行うマッサージ。わたしはふだんからお風呂から出たあとや、手持ちぶさたな時などに、よく行っています。カラダ全体の血流をよくするそうです。

　伸ばした足の太ももの上に反対の足をのせて、足裏全体を手の親指で押します。気になるところを集中的に押します。押す時に、気持ちをその場所にもっていき、はーっと息をはきます。

◎ファイアー

　ビジョンヨガを代表するポーズ。耳を引っ張りながら耳の硬くて痛気持ちいいところをほぐしていきます。耳が熱くなる感覚を楽しみながら行っていくと、自然と頭の緊張がほぐれていきます。眠れない時にもおすすめなのだとか。ドライアイの改善にもよいそうです。じっくり「痛くて気持ちいい感覚」を味わうのもポイントです。耳の下のほう、横、上のほうなどあちこちを引っ張ります。

1.　親指と人差し指で耳をつまんでグッと引っ張ります。けっこう痛いなと思うくらい引っ張るのがポイント。物足りない時は指を滑らせて指がパチンと離れるぐらい思い切り引っ張るのもOK！　耳が熱くなってほぐれてきます
2.　同様に反対の耳も行います。耳を折り返したり、ねじったりするのもおすすめ。呼吸は止めないように留意します
3.　耳の余韻を感じます

◎りんごとり

　ビジョンヨガのポーズの中でもとりわけ好きなのがこれ。いつもパソコンに向かっている身にはありがたいポーズです。肩甲骨がとてもよくほぐれます！　ポイントは肩甲骨など気になるところに意識を向けて息を吐くこと。肩や背中のリラックスにも。仕事中などのちょっと休憩タイムにも行っています。

1. 楽な姿勢で座り、両手は自然に太ももの上にのせます
2. 片方の腕を前方に伸ばし、ゆっくりと真上に引き上げていきます
3. そのまま腕を後ろに回転させていきます
4. 腕の高さが肩の高さと同じくらいになったところで、背後にあるりんごの木からりんごをもぎ取るように手首をぐるりと回転させます
5. もぎ取ったりんごをもって、その手をからだの前まで戻してきてひざに置きます。からだの後ろでだんだん手を下にさげてみたり、角度を調整しながら左右の腕を交互に行い、何回かくり返します（次ページ、イラスト参照）

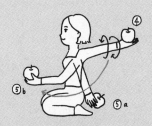

『5分間瞑想―こころとカラダを整える』（大石健一＝著　かんき出版＝刊）、『いたきもヨガダイエット』（KUMIKO＝著　KKベストセラーズ＝刊）参照

棒灸

　世界中を旅する友人から教えてもらったのがこの「棒灸」。棒になったヨモギを木製の機械にセットして、患部にあてます。夜寝る前などによく行っています。

◎用意するもの
・棒灸
・温灸器

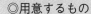
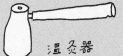
温灸器

棒灸

◎さあ、やってみよう
棒灸を温灸器にセットして、患部にあてる

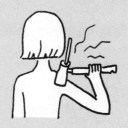

※棒灸は、ビワの葉療法として、生のビワの葉の表
　面をからだにあて、その上に8枚に折ったさらし
　を置き、さらにその上に8枚に折った紙を置いて、
　その上から棒灸を押しあてる方法もあります。こ
　れは、指圧とビワの葉とお灸の3つの効果が一度
　にできる方法です

おまけのおまけ
■旅に出る時もっていくもの

◎どんな時でも
・冷えとり健康法関連のもの
　重ねばきソックス
　絹の下着（タンクトップ、レギンス、パンティ）
　ウールレギンス
　絹またはウールのレッグウォーマー

携帯用湯たんぽ
→「クロッツ」が便利

◎長旅の場合
・ホメオパシー36キット
・棒灸と温灸器
・フラワーレメディ（98ページ⑦）

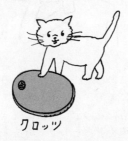

クロッツ

☆いますぐできること
今度不調になった時に、この章を読み直してみる

◇近いうちにできること
この章に書いてあることで、ピンときたものをひと
つ、ふたつ、試してみる

♡将来おすすめしたいトライ
おすすめの本を読んでみる。セルフケアを生活に取
り入れて、自分のからだを自分でケアするように心
がける

◎おすすめの本
（家庭に1冊もっていると良いものばかりです）
『緑のセルフ・ケア—実践快療法と穀物菜食レシピ集』（橋本俊彦、橋本雅子＝著　博進堂＝刊）→『自然治癒力を高める快療法—セルフ・ケアと穀物菜食レシピ』（ちくま文庫・電子書籍あり）
『家庭でできる自然療法—誰でもできる食事と手当法』（東城百合子＝著　あなたと健康社＝刊）
『若杉ばあちゃんの伝えたい食養料理』（若杉友子、若杉典加＝著　PARCO出版＝刊）

■さらに深めたい人に
自分に対してだけでなく、近くの誰かが不調な時に、お手当をしてあげる

大自然の力で毒を出すならッ！

砂浴

「砂浴」って聞いたことある？
「砂療法」ともいうよ。
そう、海の砂浜にからだごと埋まる自然療法。
「いつかやってみたい！」って憧れの療法だったんだけれど、
とうとう体験する機会がッ！
これが、もう、筆舌に尽しがたいすばらしさ。
ことばだけじゃいいようのない、感謝溢れる体験をした。
ただ、砂に埋まっていただけなのに……。
自然の力って本当にすごいとからだごとわかる、
とてもすばらしい療法のこと、ご紹介します。

静電気が溜まってる?!

　もう、ずっとずっと長年、憧れていた自然療法、それが、「砂浴」だったんだよね。

　だいたい、東城百合子さんの『自然療法』①を読めば、もう、たまらなくやりたくなる……!②　もちろんネ、海へ行った時なんかに、足だけ砂に埋まったりすると、うとうとと眠くなったりして、からだもこころもすごくゆるむのは実感してた。

　いや、実は、数年前に、ある風変わりな治療家さんのところへ行ったことがあったの。

　そうしたら、わたしのからだを診て、「うーん、アナタ、パソコンやる?」っていわれて、「ああ、年中、パソコンに向かってます」と答えたら、「すごく静電気が溜まってるよ!　1年に1回でいいから、砂に埋まってネ」っていわれたことがあって。

　もう、それ以来、埋まりたくて埋まりたくて!!

　でも、機会がないまま数年が経ってしまったの。

①『自然療法』
『家庭でできる自然療法─誰でもできる食事と手当法』(東城百合子＝著　あなたと健康社＝刊)
②もう、たまらなくやりたくなる……!
「砂療法(砂浴)　砂療法の絶大な効果」のこの箇所を読んで、ぜひいつかは!とずっと思い続けていました。
「砂の中に首だけ出して、ただ入っているだけで、猛烈な毒素が出てすばらしい効果をもたらすのが砂療法です。夏になったら是非なさることをおすすめします。公害の毒下しには玄米食と共にこの砂浴をする事が何よりの方法で自然の力を体が教えてくれます。砂の中に二時間位入っているとものすごくくさいガスを発散します。これは少人数の場合わかりませんが五〇～六〇人もの大勢の人だと、砂をかけて手伝っている人はこのガスを吸って頭が痛くなってきます。しかし頭痛

は砂の中に入ると治ります。それだけ毒素がガス体となって出ます」
『家庭でできる自然療法』（東城百合子＝著）より抜粋。
このほか、本書には、子宮がん、子宮筋腫、神経痛、リウマチ、腰、肩の痛み、
皮膚病、不眠症、宿便の排出などなどに効果ありと書いてあります

「出す」ほうが大事

　と、そんな折、ある知人が、砂浴合宿を主催していることがわかり！　もう、大興奮して、即、お願いした。
　その砂浴合宿は、鍼灸師の橋本俊彦さんが指導員となってもう20年近く行っているもの。静岡県の遠州灘で行われていて（2023年現在お休み）、その砂浴合宿に参加したヨ。
　橋本さんは、とにかく、現代人は、食べ過ぎや、栄養過剰がもとで病的傾向になっているケースが多いと指摘してる。栄養や栄養補助食品を「**入れる**」より、「**出す**」ことのほうが大事だって。
　今ね、現代人の多くが、入れすぎになっていて、解毒や排泄の役割を果たす肝臓と腎臓が疲れ切ってるっていうの。もう、ヘトヘトになってて、自然治癒力が働かなくなっている……。
　本来、生命には「排泄」のためのシステムが備わっているんだよね。

肺、腎、大腸、皮膚。

　これが四大排泄機能なんだよね。

1. 深い呼吸ができているか＝**肺**
2. 尿の出方はどうか＝**腎**
3. 便秘をしていないか＝**大腸**
4. 適度な汗は出ているか＝**皮膚**

　これらが正常に機能しているかどうかで、自分の健康状態をチェックできるそうだよ。

　さあ、この本を読んでいるみなさんは、どうかな？
1〜4、出せている？

③鍼灸師の橋本俊彦さん
1956年福島県生まれ。鍼灸師。快療法による治療を行う。20代の頃、膠原病になり、失明の危機に。20代前半のほとんどを病院で過ごす。その時に大量のステロイド剤など薬を摂取。病状が悪化する中、ステロイドの投与をやめた直後から体調が好転。鍼灸師の道へ。『脱病院化社会—医療の限界』（イヴァン・イリッチ＝著　金子嗣郎＝訳　晶文社クラシックス）に衝撃を受け、のちに、快療法に出会う。自ら、薬の副作用を食事や生活習慣の改善、手当法で快癒。その際、砂浴とも出会う。1995年から自ら行った砂浴の回数は200回を超える（合宿の開催回数は60回以上）。1993年、福島県郡山市にて「はしもと治療室」を開業、快療法の健康相談と講座を開く。東日本大震災を機に福島から松本に移転。現在は、松本市を拠点に、快療法講座、健康相談会などを開催。福島の子どもたちと大人たちが健康に暮らせるように自然医学の視点からの支援の取り組みも精力的に行っている。著書に『緑のセルフ・ケア—実践快療法と穀物菜食レシピ集』（博進堂＝刊）、これを文庫化した『自然治癒力を高める快療法』（ちくま文庫、電子書籍化）がある
④現代人は、食べ過ぎや、栄養過剰がもとで病的傾向になっているケースが多い
がん、心臓病、糖尿病、肝臓病なども食べ過ぎ、飲み過ぎ、「入れ」すぎが原因の場合が多いとか。つまり、余分な食べ物は摂らず、体内に溜まった老廃物をいかに排出するかが治療のポイントになるそうです
⑤肝臓と腎臓
22ページ③参照

砂浴、あちこちで行われてる ?!

　さて！　砂浴はまさに、砂にからだを埋めるというもの。

　頭は出して、首から下、砂に埋まる。

　寒かったり、しんどかったりする場合は下半身だけ埋まったり、腕は出したり、自由に行うよ。

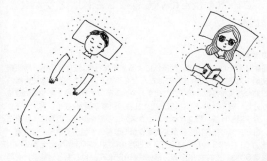

このあと、パラソルをさして、陽に直接あたらないようにします

　もちろんできる人は、首から下、全部埋まる。

　この砂に埋まる療法、もともとは中国から伝わったんだって。

　なんでもウイグル自治区にあるウイグル自治医科大学の医学部に砂療法の研究施設があるらしい。ウイグルでは、がんなどになると、砂漠の砂に埋まるそうだよ。リウマチとか、運動系の疾患を含めてどんなふうに改善したか、科学的なデータもあるんだって。ただ、砂漠での砂浴は、熱くて刺激が強いから、ほんの10分とか短い時間で行うらしいけれど。とにかく、そういう療法がポ

ピュラーなんだって。

　あとね、ヨーロッパなどでもよく知られていて、元フランスの某大統領も、不調を砂浴で治していたというウワサがあるとか。日本でも山口では、フグを食べて毒にあたると砂に埋まれ！　といわれているそうだよ。

　おもしろいよね。

　1年に1度は、庭の土（！）に埋まるといっていたある食餌療法の先生もいたし、この、砂や土に埋まる、というのは、東城百合子さんのグループだけでなくあちこちで行われているみたい。

　子どもの頃、海へ行くとよくからだを砂に埋めてあそんだりしたけれど、あれも自然の摂理にあっていたのかも。ほら、電気製品なんかで「アースする」といったりするじゃない？　海などで裸足になったり、砂に埋まったりするのは、まさに自分を「アース」している意味もありそうだよね。

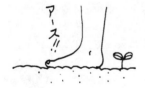

⑥フグを食べて毒にあたると砂に埋まれ！
西日本のフグの産地で伝わっている"いわれ"で、橋本さんは、実際にやっていると聞いたことはないとおっしゃっていました

はじめての砂浴合宿

　さて！　とうとう、生まれてはじめての本格的な砂浴の日が来た！　あれは、2016年の7月初旬のことだったよ。

　その日の砂浴合宿は、15名ほどの参加者がいたかなあ。その日は少し遅れて行ったのだけれど、水着に着替えて遠州灘のある海岸に到着すると、もう、みんな埋まってた！

　それで、「こんにちはー」って入って行ったら、そこではじめて会った鍼灸師の橋本俊彦さんが、「こんにちはー」っていって、あとは特に話もせず、無言で、埋まる場所をシャベルで掘り出した！　なんだかわからないけれど、ムフフって、笑えてきちゃったよ！　なんでおかしいのかよくわからないんだけれど！

　その日わたしは、ビキニスタイルの上にTシャツを着て、あとはカゴバッグに、水とタオルと本を持っていたかな。

　橋本さんが掘ってくれた場所に入って、Tシャツを脱

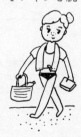

いだよ。本当は、真っ裸で入りたいところだけれど、ま、ね……。ここは一応隠すところ隠して……。で、しっかりお尻も埋まるように、足も不自然じゃないように、自然な形で入れるように調整して、あとは、砂をかけてもらった。

　この時点で腕も埋まっているから、あとは、お手伝いの人に助けてもらったよ。サングラスもつけてもらって、暑いから、タオルを顔にのせてもらって、麦わら帽子をかぶらせてもらって……あとは、水を飲めるように近くに置いてもらって、最後、パラソルを砂にしっかり刺してもらったら完了！

　砂浴の、はじまりはじまり……

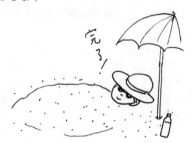

完了！

ドクン＆チクッ!?　からの大感謝

　まずね、わたしが最初に感じたのは、砂の圧迫感。あっという間に、からだ全体、特に足がドクンドクンといいだした。からだじゅうが、心臓になったみたい!?
　それからね、まず最初に腸のあたりにチクーーーーー

ーーーーーッ!!!!　って痛みが走った。なんかね、こう、虫に刺されたみたいな、虫が嚙んだような、「チク!!」なの。これ、本当に、あまりに虫っぽいから、砂浴をやるとみんな、「虫がいるみたい！」って思うんだけれど、虫じゃないんだよね。あの「チク!!」は何なのか……微生物によるものなのか、ガス体が出る時の反応なのか………、とにかく、結構な痛みが走る。わたし以外の参加者の人だと、虫がズズズズズズズーって走ったみたいっていっていた人もいた。わたしは、とにかく、埋まって最初に、腸がチクーーーーーーッ!!　ってした後は、からだのあちこちに、ちいさな「チク」を、時々感じるって程度だったかな。

　そうして、あとは汗が出る。じわじわじわじわ、汗が出るよね。

　あと呼吸が、最初は、ちょっと苦しいかなと感じたんだけれど、だんだん深い呼吸になっていった。そうこうするうちに何か眠くなっていって……うとうとしたり、ふと目が覚めたり、そんなことを繰り返すようになったよ。

　30分か1時間経ったくらいで、暑くてわたしは腕を入れていられなくなって、腕だけ出した。あいかわらず汗はじわじわ。からだはチクチク。

　でもね、これが、何とも気持ちいいの。じんわり、気持ちいい。

　しばらくすると、汗がどぼどぼ出る感じになっていった。

見上げれば青い空。

耳から聞こえるのは波の音。

……。

……。

……。

うとうと……。

そうしてね、最初3時間半くらい埋まったかな。出る頃には、何だか、むくむくととんでもない感謝の気持ちが湧いてきた。

あの感謝の気持ちは何だったんだろう。

生きててよかったーーーッ!!!!!

という気持ちになった。

空よ! 海よ! 大自然のみなさん! ありがとう!!!! って。

なんかね、1日目を終えて、砂浴って、大自然に自分を埋め込むってことなんだなと思ったんだよね。

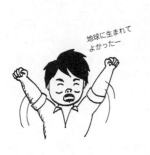

地球に生まれて
よかったー

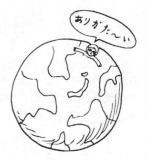

ありがた～い

人間も、もともと、自然のものだったと思うの。でも、

現代的な生活をしていると自然からどんどん離れていってしまう。それで、からだ中に静電気をためてしまったりね、何かしら不自然なことが起こるよね。で、砂浴をする。そうすると、自然という液に自分が浸されてることでからだが自然に「あ、わたしって自然だったんだ！」って勝手に思い出す、みたいな感じ。

　何だろうなあ、もともと自分は自然色だったのが、その色じゃなくなってて、でも、自然色のところにつけたら自然色が戻る！　みたいなこと!?!?!　とにかくね、砂に埋まることで、自分が自然の一部だったことを思い出し、そうして「元に戻る」過程で、いらないものが出る、そうして元気になっていく、そういうメカニズムなのかなと感じた。

　もちろん、海に入るとかもそれと似ていると思うけど、砂浴は、砂の中にある微生物がね、どうやら心身にすごくいい影響を及ぼしてくれるみたい。この微生物が、わたしたちの心身を本来の姿に戻してくれるみたいなんだよね。

　あ、ちなみに、わたしは感謝の気持ちがこの日は溢れたけれど、参加者の方々の感想によると負の感情がわあっと出た方もいた。本当にその人それぞれの出方があるみたい。このあたりは、冷えとり健康法とかほかの療法の好転反応に似てる。100人いたら100人の"反応"があるという感じ。

　その日、わたしはとにかく、ものすごく空腹になったョ。なんかカロリー消費した！　みたいな感じ。砂に埋

まってただけなのにね。夜は、橋本さんのレクチャーを受けて、参加者のみなさんと感想をシェアしあったりして、終了したよ。

（あ、あと、夜中におしっこが、もう、大量に、びっくりする量が出た!!　次の日の午前中まで大量に出続けたよ）

⑦負の感情

涙が出る人、過去のつらかった経験を思い出す人、イライラする気持ちが湧き出る人……いろいろな方がいるようでした。もちろん、負の感情が出ない人もいます

無邪気な自分に戻る

さて、2日目は、朝から入った。

そうそう、この砂浴合宿中はね、プチ断食をするの。

最初、この合宿が行われていた当初は、ふつうの穀物菜食などを摂っていたそうなんだけれど、からだが「排泄」をじゃんじゃんしだすと食欲ってあんまり出ないらしいんだよね。

それで、橋本さんが、どうせ食べられないんだから、プチ断食とセットにしようと、ある時からプチ断食とともに行うようになったんだって。

砂浴合宿の時のプチ断食時のメニューはこんな感じ。
朝食　・玄米のおかゆ1杯・野菜ジュース・梅干し
　　　　・三年番茶
夕食　・玄米のおかゆ1杯・野菜ジュース・梅干し

・三年番茶

　まあ、つまり、朝と晩、おかゆとジュースだけってことだね。そのほかは、水を飲んでる。完全な断食ではないから、どうしようもなくつらいということもないし、でも、このプチ断食により、より出るからだ&こころになって、すごく快適だよ。

　「フラフラにならないかなあ」と思う人もいるようだけれど、大丈夫。ただ、最初のうちは専門家について行うのがおすすめ。あとものすごく暑い夏は、長時間は難しいかも。最近の夏はとてつもなく暑いからね！

　で、2日目ネ。この日は、朝から砂に埋まって、夕方まで埋まってた。経過はだいたい一緒だったかな。最初、ものすごく「ドクンドクン」とからだ中がして、あとは時々チクチクして……。

　あいかわらずあんまりチクチクするから、本当に虫がいるんじゃないかと思って砂をかき分けてみてしまうほどだったよ！（でも結局いないんだけど……）

　あと最高だったのが、トイレ！

　これがね！　自然の中でするの！　砂浴合宿は、ほとんど人気(ひとけ)のないところで行うんだけれど、草むらへ行って、用を足す。

　大の大人が、大自然の中で、用を足すなんて……。

　まあ、本格的な山登りしている人やサーフィンをやる人なんかは、自然の中でしたりもするんだろうけれど、たいていの場合は、あまりそういう機会ってないよね。

こ、れ、が！　わたしは、本当になんか、いい気分だった。

　解放されたっていうか。トイレでするのと全然違う。周りは少し気になったけれど、まあ人はいないからね。その時は、砂浴中1回か2回くらい草むらでおしっこを出したかな。もう、スッキリ!!　って感じ。意外にもこの行為がわたしにはよかった。

　この日最後は、海にドボンと入って、それも気持ちよかった。（海に入ったのは少数の人で、砂浴合宿とは関係ないよ）

　そうそう、なんかね、参加者の中に、いかにも外資系企業にお勤めのキャリアウーマン、みたいなものすごく美人さんの、クールな女性がいたの。ラグジュアリーな感じの。

　合宿中は、なんというかクールなムードだったんだけれど、この最後の時、海の中で、はたとみたら、そのキャリアウーマンさんが、「きゃははは!!!」って海に入って、本当にうれしそうに笑ってて、それまで合宿中にそんなふうに笑ってる姿、見たことなかったから、なんか、その顔見たら、ホロリと涙が出そうになっちゃった。ああ、砂と海は、人を心底無邪気にさせるんダッ!!!　って。

　わたしも一緒に「きゃはははは！」と海であそんだよ。しみじみとすてきな思い出。素の自分になるっていうね。子どもの頃のまんまの自分。砂浴で、本当に、みんな、

何か解放されてた。

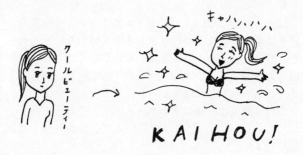

微生物のパワーで！

　1回目の合宿へ行った時は、婦人科系の疾患の女性、あとは、リウマチの人が多かった。リウマチを患っている女性にその友人たちが一緒に付き添っていたのもなんだかすてきだなあと思ったよ！

　ひとりで淡々と治療するのもいいけれど、治療者の仲間や友だちもワイワイ一緒に砂に埋まるなんて。砂浴もセルフケア＝お手当と一緒で、人の手が必要になるんだよね。

　まあ、いざとなったらひとりでシャベル持って行って、パラソルを刺してってできなくはないけれど、でも、介助してくれる人がいるとすごく助かる。お水飲みたい時も基本、腕は出していないから「すみませーん」とお手伝いの人に声をかけて飲ませてもらうの。こういうのも、じんわりいいよ。なんだかね。

ちなみに、この砂浴、どこででもやればいいってわけでもないみたい。橋本さんの砂浴の師匠さんは、Mさんっていうもともと日本で砂浴を広めた人なんだって。このMさん、日本中の砂に埋まりまくったらしいよ！（スゴイ！）で、砂浴に向いているのは、砂浜の後ろに、山があって、砂に微生物がたくさんいること。どうやって見分けたらいい？　と聞いたら、橋本さんは、「なんとなく感覚でわかるから説明のしようがないなあ」とおっしゃってた。

　ただ、とにかく砂浜があるだけじゃなくて、山があることが大事なんだね。そんな条件を満たす、気持ちよさそうな砂浜でできるといいネ！

　ちなみに川の砂は、荒々しくて向かないみたい。やっぱり海とか湖などがいいそうだよ。あと、この砂浴のポイントは、「温める」ということじゃなくて、砂の作用で「解毒させる」ということ。だから砂が「あたたかい」必要もない（ただし真冬は行わないけどネ）。

　もう一度この仕組みをおさらいすると、砂に埋まるとまず、ドクンドクンと手足全体が脈を打つよ。そうすると、手足の末梢の血液が心臓に戻り、腎臓で尿として老廃物を出すんだって（砂浴のあと、わたしもだったけれど、びっくりするほど尿や便が出る人がいるよ）。さらには、呼吸が深くなってため息がやたら出るようになる。汗も噴きだしてくる。最初にいった排泄機能が活発になるんだね。

あとね、とにもかくにも砂の解毒作用には、微生物の役割がすごく大事なんだよね。例えば、汚れた川って、微生物の働きできれいになる。で、この時、すごく臭くなるんだって。これって、メタン発酵で、メタンガスが出ているから。それと同じで、砂浴している時、砂の中の微生物が、埋まっている身体の老廃物を食べるんだけれど、この時に、ガスも出る。だから、砂浴すると、そのあたり一帯がものすごく臭くなる！

　やってる本人たちはよくわからなかったりもするんだけれど、お手伝いの人たちは「臭い臭い」といっているよ。あと、帰りの車なんかも臭い！　ンもう、出てるッ!!　って感じ!!　結局1回目の砂浴は、3日目にも、3時間くらい入って、終了した。

　帰りは温泉に入って、スッキリ爽快だった!!!

⑧婦人科系の疾患
子宮筋腫、子宮がんなど、婦人科系の症状に、砂浴はとてもよいそうです

2度目の砂浴後……

　さて！　2017年には2度目の砂浴へ行ったよ！　この時は、1日目に4時間半、2日目3時間半入ったかな。

　もちろん、ドクンドクン、とはした。でもなぜか2年目は、1年目ほどは、チクチクはなかったんだよね……。でも、2年目はとにかくすぐにぐっすり眠った。深い深い眠り……。うっとりと波の音を聞きながらね……また感謝の気持ちが湧いてきたよ。ああ、ここに来れてよか

ったなあ。砂浴合宿、ありがたいなあって。汗もじんわり、いっぱいかいたヨ！

　そうそう、1日目にね、ちょっと夕方寒くなって、上半身外に出して、持ってきた白い木綿のシャツを羽織っていたの。
　そうしたら、出る頃に、そのシャツが、黄色く染まってた！
　老廃物の色かな!?　結構激しく黄色く染まっていて、なんかうれしかったなあ。出てるって感じがして。ちなみに砂浴も好転反応がある。「めんげん」ってやつだね。
　1年目の合宿のあとは、とにかくたくさん排泄物があったよ。本当にたくさん！　あと、しばらくだるかったり、熱が少し出たりしたかな。感情の毒出しもあったような記憶が……。2年目の合宿のあとも、もう、やたらと、大便とおしっこが出まくった。1年目の時より量が多かったような（期間が長かった）。1週間から2週間くらい続いたかなあ。これでもか！　っていうくらい出たよ。
　あとね！　2年目の合宿の時は、砂浴の帰り道で、モノカルチャーの畑を見て、ものすごい違和感をもった。これは発見だったよ。
　ふだんなら、なんとも思わないのに……。「自然ではないもの」に対する感受性が高くなっているのを感じて驚いた。

⑨めんげん
31ページ⑪参照

単一の農作物を生産する農業のかたち。たとえばキャベツならキャベツだけを大量に育てる農の形態を指す。植民地化された土地ではじまった方法で、支配国は効率よく農作物を得られるが、現地住民は商品経済に組み込まれ自給能力を失い、飢餓の原因に。農業機械や燃料などを過剰に必要とするほか（農業者の借金苦を招く）、森林伐採や焼畑農業、さらには農薬や化学肥料の使いすぎで土地が枯れ、環境破壊にもつながる。小農（259ページ）に対して大農。小農の観点からいうと非常に「都市的」な農業のしくみであるといえる

本来の自分に戻っていく

　あと、一緒に合宿に参加したＹさん⑪は、ちいさな頃からアトピー性皮膚炎を患っていたのだけれど、1年目の合宿のあと、好転反応でわああぁーーーっと湿疹がひどくなった。橋本さん曰く、「この砂浴の効果は、向こう半年くらい続いて、解毒し続ける」。いやあ、砂の力ってどれだけすごいんだ！　って思っちゃう。

　ちなみに、このＹさん、ちょうど半年後くらいから、本当に湿疹が酷くなって、かつ精神的にも会社へ行けなくなり、約10年勤めた仕事場を約1年休んだよ。パートナーの女性もまだちいさな娘さんもいたから本当に悩んだって。最初に行けなくなってから3か月くらいは、お布団から出られないほどだった……。

　でもね、1年経って、湿疹は随分よくなってきてる（Ｙさんは、これまで全部で4回砂浴をしている）。そしてね、実は無理ばかりしていた会社を辞める決意をして、自分が本当に好きな道を選ぶことになったよ。わたしは、密かに、この砂浴合宿が、引き金だったんじゃないかなって思ってるんだ。

大自然に埋まることで自分の中にあった老廃物が外に出て行く。きっとそれと同調してこころの老廃物も出て行く。そうするとサ、もう、自分に嘘がつけなくなるんじゃないかなって。自然は、いつだって本来の姿じゃない？　人間だけが不自然になる。考えすぎたり、自分を責めたりして。でも、砂浴で自分を大自然に浸す経験をすると本来の自分がおのずと戻ってくるんだと思う。

⑪ Yさん

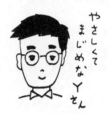

やさしくてまじめなYさん

　本当に奇遇な話なんだけれど、この本を執筆中の2017年冬から、Yさんは、『マーマーマガジン』編集部でアルバイトすることになりました。現在（2023年）「チョモランマ山下」の名で、ボードゲームのファシリテーター（エンターテイナー）として活動中です（chomo 327.com）

自然は待ってくれる

　そうそう、ちなみにね、冷えとり健康法や断食なんかでもそうだけれど、砂浴をすると、手前の毒、つまり、最近の毒からまず出ていくんだって。それで、玉ねぎの皮をむくように、だんだんと、昔の毒、さらに昔の毒、と古いものが出るようになるんだって。

わたしも、冷えとり健康法やいろいろな浄化の知恵を
試してはいるけれど、あいかわらず、パソコンで仕事は
しているし、悪いものだって、からだに取り入れている
だろうし、また、すごくすごく昔に摂った薬だって、ま
だ解毒されていないかもしれないし、また、来年、もし
砂浴をしたら、今度はすごい好転反応があるかもだよね。
　その時、その季節、そのタイミング、また自分の状態
などで、最高の「しかるべきこと」が起こるのかなと思
う。なんかね、砂浴合宿の参加者さんたちを見ていても
感じるんだ。
　ものすごく毒素が溜まっている人、溜まっていない人、
ものすごく疲れている人、疲れていない人、出す力もな
い人、出す力のある人、いろいろな人がいるけれど、大
自然の砂の力って、どの人にも最高のタイミングで、し
かるべき解毒を促すんだよ。これがすごいなあと思うん
だよね！　自然はいつも待ってくれる。いつだって、ち
ょうど「いい加減」の解毒を促してくれる。そういう存
在なんだなって思う。

　砂浴合宿は、これまでの自分の体験の幅をさらに増や
してくれたよ。どういう幅かって？　自然に対する共感
する気持ちとか、自分も自然の一部なんだなっていう思
いとか。
　何より、ただ在るだけで、こんなにも気持ちいいって
体験ができて、その体験をするともう、わけがわからな
いほど、しみじみと感謝の気持ちが湧き出てくるってい
うのがすばらしかった。これからも折に触れてぜひ続け
ていきたいなって思ってるよ。

☆今日いますぐできること
砂浴について、さらにネットなどで調べてみる

◇近いうちにできること
砂浴についての本を読んでみる

♡将来おすすめしたいトライ
今度、海へ行ったら、裸足になって足だけでも砂に
埋まろう

◎おすすめの本
『緑のセルフ・ケア―実践快療法と穀物菜食レシピ
集』（橋本俊彦、橋本雅子＝著　博進堂＝刊　23ページ⑥参
照）→『自然治癒力を高める快療法―セルフ・ケア
と穀物菜食レシピ』（ちくま文庫・電子書籍あり）
『家庭でできる自然療法―誰でもできる食事と手当
法』（東城百合子＝著　あなたと健康社＝刊）
『薬草の自然療法―難病も自然療法と食養生で治そ
う』（東城百合子＝著　池田書店＝刊）

■さらに深めたい人に
砂浴を体験してみる
☞ 砂浴（砂療法）コム｜www.sunayoku.com

砂浴のやりかた

●季節と天候●

・気温が23〜24度のあたたかい日であれば、季節に関
　係なく砂浴をすることができます
・5月や10月でも日差しがあり、あたたかい日であれ
　ば可能です
・夏場は、日中の気温が30度以上になるため、むしろ
　朝方や日差しが和らいだ夕方の時間がおすすめです
※なお、寒い時には、砂にカイロを敷いたり、ビニールを被せた
　り、焚き火をしたりすることも。椅子に座るように下半身だけ
　入って、上半身は服を着て入るのもおすすめです

●砂場を選ぶコツ●

　できる限り環境汚染されていないきれいな砂場で行い
ます。砂場を見つけたらできるだけ水辺から離れたとこ
ろの、砂の粒子が細かい場所がおすすめです。

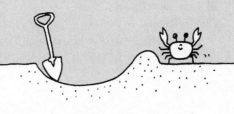

●入る時の服装●

　男性は、パンツ1枚、女性はパンツにタンクトップくらいにするとよいです。裸でも服を着ていても効果はさして変わりないそうですが、裸のほうが気持ちよく感じる場合が多いとか。からだをしめつけないものを選びます。

●用意するもの●

　着替え、水筒、スコップ、パラソル、サンダル、タオル、帽子

●埋まり方●

1. 砂をシャベルで浅く掘り、頭のところを少し高めにします
2. 仰向けに寝て、首から足の先まで軽くからだを覆うくらいに砂をかけます

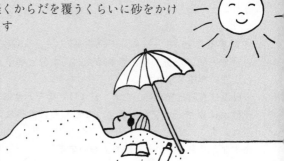

　（砂をいっぱいかけても効果に変わりはありません。かえって重苦しいこともあるため、気持ちよい程度に砂をかけます。胸が圧迫されるような感じだったら胸の砂

を除くか、両腕を砂の外に出すと楽になります)
3.　顔などがまぶしくないように近くにパラソルを立てます

●時間●
　砂に埋まる時間は、体調や砂の質によっても変わってきます。砂浜によっては反応が強く、長い時間埋まっていられないこともあります。せっかく砂浜に来たのだからと我慢して長く埋まるようなことはしないで、気持ちよいと思える範囲で、無理をしないように埋まります。
　(わたしが参加した砂浴合宿では、9時半くらいから、16時半くらいまで埋まりました。ただし、その間、埋まりっぱなしの人もいましたし、砂から出たり入ったりしている人もいました)
　トイレは行きたくなったら、その都度、砂から出て行きます。

┌─ 注意すること ─────────────
│ ※汗と一緒に塩分も排出されるため、水分と梅干しなど塩気の補給を忘れずに
│ ※砂浜は直射日光が強いため、日よけ対策を万全に
│ ※砂浜に車やバイクが入るようなところは危険なので避けます
│ ※本などをもっていって読む人もいます
└──────────────────────────

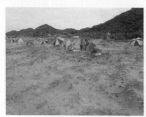

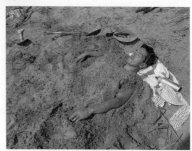

このあとパラソルを立てます

自己治癒力を高めて治癒を促す

直傳靈氣
じきでんれいき

自己治癒力を高めることで、
自分で自分を治す方法を
これまでたくさんご紹介してきたけれど、
ここでご紹介する「直傳靈氣」は、
じきでんれいき
まさにその進化系といった感じ。
人のからだに手をあてることで、
その人の自己治癒力を高めて、治癒を促すというもの。
もちろん、自分自身に対してもできる！
習得してしみじみよかったなと思ってる、
この体験についてごく簡単に、ご紹介します。

はじめての「レイキ」

「レイキ」ということばをはじめて聞いたのはいつだったか……。もう、ずいぶん前のことだったと思う。

世界中にあるホリスティックな知恵の中で、もちろん、試してみて続けているものもあるし、「やってみたけれど、あんまりピンとこなかったな」というものもある。あとは、「知っているけれどあまりご縁がないなあ」というものがある。わたしにとって「レイキ」は、特に深い理由もなく、なんとなくご縁がないものだった。なぜだか、とにかく、やってもらうこともなければこちらから学ぶ機会もなんとなくなかった。

ところが、ここ数年のこと。

この「レイキ」を受ける機会が何度かあった。よく行く鍼灸師さんが施術に取り入れていて、その体験から自分にすごく合っているのが感じられた。また、その方が「遠隔」でレイキしてくれたり、あるホメオパスの方でレイキマスターの方も、「遠隔」で「レイキ」をしてくれたことがあった。

その時は、それが、「西洋レイキ」なのか、「直傳霊氣」なのか、それに類するものなのかはよくわかっていなかったのだけれど……。

いずれにしても、受けると毎回、すごく調子がよくなるの! いや、ひょっとしたら、「プラシーボ」かもしれないよね。

ただ、実際に、遠隔を受けている時にからだの変化を感じるし、さらに終わった後、改善した! とはっきり

感じることが続いて、さすがに興味をもったんだよね。

でね、ある時のこと。その「レイキ」を施術に取り入れていた鍼灸師さんが、わたしのつれあいに、ここに来るのもいいけれど、「直傳靈氣を習って、家でみれいさんにやってあげたらいいやん」といってくださったの。

岐阜・美濃に引っ越してから、基本は冷えとりなどでよくするんだけれど、第三者の力を借りたい時に、この鍼灸師の先生にお世話になっていたのネ。でも山の中の道を車で30分以上かかる場所にいらっしゃる方だし、しかも冬は、その先生の地域って雪が積もったりして行きづらい。そういうこともあって提案してくれたんだよね。つれあいも、こういうホリスティックな方法が大好きだから、ふたつ返事で「やります！」といったよ。

ところが、その直傳靈氣を習うには、1度に2名以上必要とわかって。そうとわかったら、「わたしも習います！」とわたしもすぐに手をあげてた。ふたりともできたほうが何かと便利だものね。

---

① 「レイキ」
日系二世の高田はわが、1935年来日時、臼井甕男の弟子であった林忠次郎に弟子入り。直傳靈氣を学び、ハワイにもち帰り、西洋諸国の人が実践しやすいようアレンジしたものを指します。アメリカを中心に全世界に広まり、1980年代に日本にも逆輸入する形で「レイキ」が伝わりました。西洋レイキとも呼ばれています。現在、全世界に普及する「レイキ」の99％はこの西洋レイキだといわれています

②なぜだか、とにかく、やってもらうこともなければこちらから学ぶ機会もなんとなくなかった
ものごとのすべてに「波動」（周波数）があって、同じ波動は集まりやすいという性質があるようです。ものごとに「いい｜悪い」はなく、波動が似ているとか、同じであるということから、近しくなったり、ご縁がなかったりということが起こるのかなと理解しています

③「遠隔」
離れた人に、靈氣を行う方法。他の療法でも「遠隔」で治療する方法はあります
④「プラシーボ」
薬などの成分が入っていない偽薬を「プラシーボ」といい、こういった偽薬をもちいるなどして、薬の作用によらず症状が改善したり、よい効果が出たりすることを「プラシーボ効果」という。なお、医師の意見に左右されてマイナスの効果が出る現象を表すのに「ノーシーボ」ということばも存在する。プラシーボが、効果のない薬を与えても医師が効くといえば患者が望ましい反応を示すのに対し、ノシーボは、効果のある薬を与えても、医師が効かないだろうというそぶりを示すと望ましい反応が現れないことを指す。ディーパック・チョプラ博士によると、「**もっと重要な問題は、「どんなもの」でもノシーボの働きをしたりプラシーボの働きをしたりするということです。害になったり益になったりするのは、見せかけの薬でもベッドの脇に立った医師の態度でも、病院の消毒の臭いでもありません。患者がそれらをどう解釈するかなのです**」『クォンタム・ヒーリング―心身医学の最前線を探る』(ディーパック・チョプラ=著　上野圭一監訳　秘田涼子訳　春秋社=刊) より抜粋
⑤**改善した！　とはっきり感じることが続いて**
からだに直接触ってもらってよくなることももちろん多いのですが、ここ数年、あくまでわたしの場合はですが、「エネルギーワーク」と呼ばれるものが自分にすごく合っているのを感じていました。ただし、何が効くかは、註④の「プラシーボ」内にあるディーパック・チョプラのことばがすべてで、受け取る側がどう解釈しているかなのだと感じています。また「エネルギーワーク」的なものの解釈も、唯物論的な世界観を好む人にとっては、「エビデンスのない非科学的なもの」としか見えないかもしれませんし、非唯物論的な考え方を好む人にとっては、「よくわかる！」となるかもしれないし、また「わかる！」という人でもそれを実体験できるかというと、それも人それぞれによるのかなと思います。何が「いい｜悪い」ではなくて、何を受け取り、何を活かすかは、完全にその人の考え方、意識、その人の存在の周波数によるものであり、すべての人の選択に自由あれ、と思っています
⑥**この鍼灸師の先生**
232ページと同じ先生です

日本で生まれた靈氣

　この直傳靈氣は、「レイキ」(=西洋レイキ) の大元の

流れをくむもの。まあ、オリジナルのレイキと言ったらいいのかな。元祖ってやつ？　もともとね、靈氣って、日本で生まれたものだったんだよね。

　時代は、1860年代、明治時代のこと。

　たまたまわたしが今住んでいる岐阜県、山県郡谷合村（現在の美山町）に生まれた臼井甕男という人がはじめたものなんだ。臼井甕男は、青年時代は苦学をし、たくさんの職業を体験しながら、「人生の目的とは何か」を探求するようになった。歴史や伝記、医学、仏教、キリスト教、心理学、神仙の術、易学、人相学など、書物を読み、研鑽を重ねたのちに、

　「人生の究極の目的は安心立命を得ることにある」

　という結論に達したそうだよ。

　でね！　臼井甕男は、3年もの間、禅の修行をした。

　だのに、どうしても悟りを得られずに、悩みに悩んだ挙句、信頼していた禅の先生に相談をしたのだって。「どのように修行をしていけば真の悟りを得ることができるでしょうか？」って。そうしたら禅の先生、なんていったと思う？

　「それなら一度死んでごらん」

　って答えたんだって。あわわ。

　臼井甕男は、なんと、「自分の人生ももはやこれまで」と覚悟を決めて、大正11年の春、京都の郊外にある鞍馬山にこもって断食をしたそうだよ（修行のための断食というよりは、死を覚悟してのものだったんだって）。

　そうして……。

断食に入った3週間目の真夜中に……。

　臼井甕男は、脳の中心部に落雷を受けたような激烈な衝撃を感じたんだって!

　そのまま意識不明に陥った臼井甕男。数時間後、ふと気がつくと夜が明けはじめた頃で、爽快な気分で目が覚め、気づけば、強烈な太陽靈氣が心身を貫き、体内の靈氣と共鳴。「神即我」「我即神」という神との一体感を達成した!　のだって!

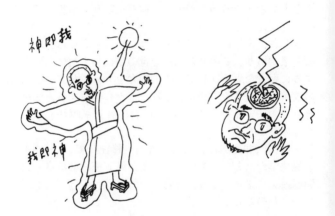

　はあ〜。

　そうしてとうとう、悟りの境地を完成したことがわかったそうだよ。

　(ぜんぜん関係ないけれど、自然農法を提唱した福岡
正信さんも同じような体験があるんだよね。もう体調が
どうしようもなく悪くなって、横浜のどこかの丘の木の
元で夜中じゅう過ごしていたら明け方に、悟りの境地を

得たという……。この後、福岡正信さんは、すべてが無であるということを証明するために「自然農」を実践し、実際に人間の力を加えずとも作物が育つことを明らかにしたよ）

さて！　さらに、臼井甕男に備わったのは悟りの境地だけじゃなかった！　喜び勇んで下山する途中、石につまずいて足の指の爪が剝がれたんだって。そこに思わず手をあてたところ痛みが去り、血が止まり、治癒してしまったんだって。

さらに、家族に対してこの行為を行ったところ、即座に効果があり、この力の恩恵を世の中に与えたいと研究するに至った。そうして、この能力をもってして、心身の改善に活用する方法と、それを人々に伝授する方法を確立したよ。その名も、「心身改善臼井靈氣療法」というものだった。

その後臼井甕男は、東京の青山へ移住して、「臼井靈氣療法学会」というものを設けて、靈氣療法の治療と公開伝授をスタートする。履物が戸外に溢れるほど人が押しかけたのだって。

⑦臼井甕男

【うすいみかお】（1865 – 1926）

現在、西洋レイキ、直傳靈氣として世界中に広がっている「臼井靈氣療法」創始者。岐阜県山県郡谷合村出身。公務員、会社員、実業家、新聞記者、政治家（関東大震災の時に震災の復興に携わった人物としても知られる後藤新平）秘書などを経験。真の悟りを求めたものの悟りを得られず、1922年京都・鞍馬山にて断食を決行。悟りと治癒をする力を得て、臼井靈氣療法をスタート。のちに世界中に広が

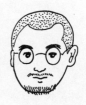

るレイキの出発点となる

⑧安心立命
どんなことがあってもたじろがず安心していられる状態で生きること

⑨自然農法
耕さない、除草しない、肥料や農薬を使用しないで、植物や土本来の力を引き出す農法をさします。今は自然農、自然栽培など、実践する方々それぞれの方法が存在しています。『マーマーマガジン』19号『マーマーマガジン』20号(エムエム・ブックス＝刊)でも自然農法・自然栽培を特集しています

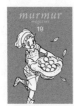 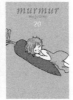

⑩福岡正信(1913－2008)
不耕起・無肥料・無農薬・無除草を原則とする自然農法の生みの親のひとり。福岡さんが記した『自然農法 わら1本の革命』(春秋社＝刊)は世界各国に伝わり、国内外の人々に多大な影響をもたらしました。100種類以上の種を混ぜた「粘土団子」を使った種まき法で、インド、中国、アフリカなどの砂漠の緑地化にも力を入れました

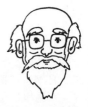

⑪悟りの境地を得た
福岡正信は、横浜税関で植物検査課に勤めていたころ急性肺炎にかかり死に直面した。その際に、「この世には何もない」「無である」ということを悟った。
「その晩もさまよい歩き、結局疲れ果てて、外人墓地の近くの港が見える丘の上にある大きな木の根元にもたれかかって、うつらうつらしておりました。寝てるのか、さめているのか、わからないような状態のままに朝が来たんです。それが五月十五日、ある意味で自分の運命を変える日になりました。私は、港が明けていくのを、うつらうつらと見るともなく見ておりました。崖の下から吹き上げてくる朝風で、さっと朝もやが晴れてきました。そのとき、ちょうどゴイサギが飛んできて、一声するどく鳴きながら飛び去ったんです。バタバタッと羽音を立てて。その瞬間、自分の中でモヤモヤしていた、あらゆる混迷の霧というようなものが、吹っ飛んでしまったような気がしたんです。私が持ち続けていた思いとか、考えとかが、一瞬のうちに消え失せてしまったんです。(中略)そして私は、そ

のとき、ただ一つのことがわかったような気がしました。そのときに、思わず自分の口から出た言葉は、「この世には何もないじゃないか」ということだったんです。"ない"ということが、わかったような気がしたんです。今まで、ある、あると思って、一生懸命に握りしめていたものが、一瞬の間になくなってしまって、実は何にもないんだ、自分は架空の観念を握りしめていたにすぎなかったのだ、ということがわかったような気がしたんです。私は、まさに狂喜乱舞というか、非常に晴ればれとした気持ちになって、その瞬間から生きかえったような感じがしました」『自然農法　わら１本の革命』（福岡正信＝著）より抜粋

西洋レイキと直傳靈氣

　では、どうして、「レイキ」（＝西洋レイキ）と直傳靈氣、またこれらに類するものがあるかというと、この創始者・臼井甕男が伝授した林忠次郎が、また、人々に伝授し……としていった結果、まずもって、世界的な広がりとなったのが、ハワイで高田はわよ（1900〜1980）という女性が、「レイキ」を広めたからなんだよね。

　この「レイキ」は本当にものすごく広がって、その結果、日本に逆輸入されたのだけれど、日本でも「レイキ」が話題になり、1999年、大元の靈氣を受け継いでいる人物として、林忠次郎から習ったという、山口千代子（1921—2003）の存在が発見されたよ。山口千代子は、1938年に17歳で靈氣を学び、日常生活の中で実践していた女性なの。

　なお、山口千代子は、結婚した先の山口家で、靈氣を生涯にわたって実践。家族や隣人の、やけど、怪我、扁桃腺炎、中耳炎、夜尿症など、靈氣を活用して治癒に導いていたとか。

　さらに、千代子の産んだ４番目の男の子である山口忠

夫は、きょうだいの中でも、とりわけ身体が弱く、千代子の愛と靈氣によって育った上、本人もその靈氣の指導を受けて、「直傳靈氣研究会」を発足。戦中・戦後の公での沈黙を破り、2000年代に純粋な靈氣が日本で紹介されることになったというわけ。で、たまたま、わたしの周りの人がこの直傳靈氣を習っていたということで、わたしも直傳靈氣の先生から伝授してもらうことになったということなんだよね。

　本当に、あれこれ調べて、この方法を学ぶに至ったというよりは、ご縁だねえ。実は、ちょっぴりおもしろい話があって、わたしの祖母が、子どもの頃、養女に出ていた時期があったそうなのだけれど、その場所がね、岐阜県山県郡谷合村なの（！）。まさに、臼井甕男さんが生まれた場所。で、祖母がお世話になっていたお宅がまさに「臼井さん」という家だったのだって。

　その村には、臼井さんがたくさんいたのだとは思うけれど……。

　でもひょっとすると、祖母も噂話くらいは知っていたかもしれないよね。今や知るよしもないけれど。

　ちなみに、その場所は、世界中のレイキマスターが、知る人ぞ知る臼井甕男生誕の地としてたくさん訪れているらしいよ！

⑫本当にものすごく広がって
「レイキ」人口は、今世界で、2018年現在、約600万人の実践者がいるといわれています
⑬直傳靈氣
「林忠次郎先生直傳の靈氣」という意味がある。臼井甕男→林忠次郎→山口千代

子・山口忠夫（直傳靈氣研究会）と継承され、戦後の西洋文化の影響をまったく受けていない日本の純粋な伝統靈氣。林忠次郎が行っていた方法をそのまま受け継いでいる。

なお、れいきの漢字は、「靈気」ではなく「靈氣」と、旧字を使う。靈氣の靈は、雨＝天からのエネルギー、□□□は器＝人のからだ、巫＝巫女（神のお告げを人々に伝える）を指す。つまり、「靈」は、人間の魂を指すもので、魂をもった人間ならば誰にでも靈氣はできるそう。なお、「氣」は、「気」ではなく、「气」の中が、米。米とはエネルギーの元＝米という意味と、エネルギーが四方八方に広がるという意味があるのだとか。ちなみに、「気」は、αという字を書くが、これは第二次世界大戦後、GHQによって決められた表記で、エネルギーが閉じこめられてしまったという説もあるそうです（なお、西洋レイキは、一気に世界中に広まった一方で、日本での靈術は、いずれも、戦後GHQに禁止されたことで、ほぼ終焉しているのだとか）

こんなふうに直傳靈氣を習った

さて、そんなふうに伝えられてきた直傳靈氣。靈氣ができるようになるよう伝授してもらうことを、靈授（れいじゅ）というよ。

この靈授を受ける前の日、わたしは、直傳靈氣のホームページを見てみたの。直傳靈氣をわたしにしてくれている信頼できる鍼灸師さんの紹介だったし、先生ももともと知っている方だったから、何の心配もないんだけれど……でも、あたらしいことに取り組む時には一応、自分でも調べるようにしてる。ネットとか、口コミとかね。

で、公式のホームページを見たら、「五戒（ごかい）」というものが目に飛び込んできた。

　う〜ん！　なんていいことばなんだ!!!!　って感動
しちゃった!!
　「今日だけは」っていうのがいいなって。でも、その
「今日だけは」を毎日やったら「ずっと」になるのだも
のね。すごく賢い考え方だなあって感心してしまったよ。
なんと滋味深いことばなのだろうって。もちろんそのあ
とのことばもすてき！
　そういうわけで、習いはじめる前からすっかり「五
戒」を気に入ってしまったわたしは、本当にワクワクし
て、霊授の日を迎えたよ。

　直傳靈氣の霊授には、前期と後期がある。
　まず、前期（2日間）を受けるのだけれど、直傳靈氣
についてのレクチャーを受け、いよいよ霊授の儀式を体
験し、そうして、あとは、氣を回したり、受けたりする
練習をするよ。
　氣を感じている時って、何だろう、まるで温泉に浸っ
ているような、不思議な安心感がある。ことばにはしづ
らいんだけれど、ある意味では、「無」っていうか。で
も、なんか、ほのかにあたたかいような、「ただ在る」
みたいな感じになるというか。とにかく、「ものすごく
気持ちいい！」というよりは、「ほんのりここちいい」

という感じ。強い刺激というより、やわらかい波動に包まれる感じといったらいいかな。

　あとは、「血流交換法」の練習をしたり、先生や生徒さんから直傳靈氣を受けたり、自分も直傳靈氣を実践してみたりするよ。とにかく靈氣を行うと、ただ人のからだに手をあてているだけなのに、手の平がすごくあたたかくなって、本当に微細だけれど、手に変化を感じるようになる。慣れてくると、「病腺」というものがわかるようになるらしい。ピリピリしたり、熱くなったり。おもしろいよね。

　直傳靈氣は、とにかく、その相手の人が自分自身で治す力を高めるものなの。だから、先生はこういったよ。「治れ！　とか、治そう！　とか思わないこと」って。相手に「治りますように」などと祈ってはいけないの。
　ただ、やる。これがポイントなのだって。
　ただ、手をあてて、あとはその「病腺」を感じたり、ぼうっとしていることがむしろ大事なんだって。これもネ、なんか、すごくいいと思った。ちなみに、わたしは、受けていると、本当に眠くなってよく寝てしまうし、自分も直傳靈氣をしていると、ゆるんで、自然とぼうっとしてしまう。眠くなることもあるしね。
　でも、それでいいみたい。自分の身体を宇宙のエネルギーが通る、ということなんだよね。だから、直傳靈氣では、相手の毒を「受ける」ということもないし、自分自身も、ゆるんで、ここちよくなる、といわれているよ。自分が天からのエネルギーを通す「管」になる、みたい

なことなのかなと理解してる。

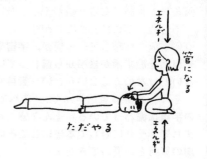

エネルギー
管になる
ただやる
エネルギー

⑭**公式のホームページ**
直傳靈氣　www.jikiden-reiki.com
⑮**「血流交換法」**
靈授の前期で習得する方法で、全身に氣を流すマッサージのようなもの。すごく
気持ちがいいです！
⑯**「病腺」**
直傳靈氣特有のもので、手に感じる「ぴりぴり」とか「熱い」という感覚。その
感じかたによって、靈氣を通して対応する

自分で自分を治す

　何しろ、この直傳靈氣を習ってよかったのが、前より
ももっと「自分で自分を治せるようになった」というこ
となんだよね。
　家族や仕事場のスタッフが調子悪い時、疲れている時
なども気軽にやってあげるよ。何人もやってみているけ
れど、今のところ、わりとわかりやすく元気になること
が多い。もちろん、自分もゆるんで元気になる。これが

すごいよね。実際、その鍼灸の先生が勧めてくれた通り、鍼灸にお世話になる回数がぐっと減った。

　あとね、これは、わたしが感じたことなんだけれど、直傳靈氣を体験して……何か、**宇宙やこの世界には、人や自然を癒す術が最初から備わっていて、それに気づかないだけなのではないかという気持ちになった。**

　そう、直傳靈氣を学んで、「**すべて必要なものは、この宇宙に備わっている**」そんな感覚が、お腹の奥から生まれて、それに対して本当にこころの深いところから感謝の気持ちが湧いてきたんだよね。

　何より、直傳靈氣を習っている2日間、不思議と、ただただ陽気になった！　陽気になって元気になってわくわくして、いろいろなことに気づけるようになった気がした。氣が巡ったせいか、自分自身にもエネルギーがものすごく湧いている感じになったよ。

　あとね、これは後日談なんだけれど、鍼灸師の先生のところへ行ったら、「みれいさん、氣がもれなくなったね」といわれた。それまで氣がもれていた、なんて自覚すらなかったのだけれど、なんというか、エネルギーを人にあげすぎる、奪われすぎる、という性質があったみたい。でも、直傳靈氣を習ってからは、氣がもれなくなったのか、自分の中に、エネルギーがある感じがするよ。実際、すごく元気だし！　人との境界線もしっかりできた気もする。

　なお、その約1か月後には、後期も習得して、「性癖
　　　　　　　　　　　　　　　　　　　　　　　せいへき
直し」（性格、悪癖を直す）の方法、あとは、この靈氣を「遠隔」で送る方法を学んだヨ。

ちなみに「遠隔」は、自分に対してもできるの。だから、ちょっと疲れたな、というような時に自分で自分にも遠隔で靈氣をしている。あと、近しい友人が重い病気になって、その彼女のためにもたくさん行った。相手にも「遠隔するよ」と伝えてから行うんだけれど、なんだろう、エネルギーを通わせ合えるような感じがよかった。もう、誰かのためにやれることはないかもしれないという状況で、それでも、誰かのために、何かすることがあるってそれだけで救いなんだよね。もちろん、わたし自身は、「遠隔」のパワーも受ける側としても送る側としても感じているのだけれども。

　直傳靈氣のいいところは、とにかく「自分が相手を治す」のではなくて、あくまで宇宙のエネルギーが自分を通じて相手に伝わり、相手の自己治癒力が高まるというところ。道具もいらないしね。すごいよね。よく考えたら、人間の手とまったく同じものを機械でつくろうとしたら……難しいよね。手って、アンテナであり、エネルギーを通す媒介であり、体温の通った肉体であり、愛情を伝えるものであり、あたたかさであり、コミュニケーションツールでもある、すごいものなんだなあとあらためて思った！　こんなすばらしいものを自分がもっているということにもあらためて目が向いたし、感動したよ。
　そうそう、わたしが習った先生は、岐阜のM先生という女性だったんだけれど、すごく真摯に、かつバランスよく直傳靈氣を教えてくださって、そのムードもよかったなあ。M先生、明るくて、朗らかで、やわらかくて。やっぱり最後は「人」なのだなあと思っているヨ。

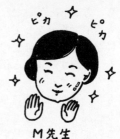

ピカ ピカ

M先生

⑰「性癖直し」

靈授の後期で習得する方法で、いわゆる「性」の「性癖」ではなくて、「性格」を修正する方法を指す

⑱誰かのために、何かすることがある

重い病気や、大変な問題を抱えた時、また直接何か対応ができないような問題についても、「まだできることがある」「何か役に立てることがある」というのは、まわりで見守るものにとって、とても大きな癒しになると感じています。特に、ホ・オポノポノの方法に対してもその恩恵を感じることが多いです。周囲の人間が、ただただ不安になったり心配をしているのではなく、積極的に、治療や解決の方向に気持ちを向けているということも、巡り巡って、治療しているもの、問題にとりくんでいるものにもよい影響があると思います。もちろん、「何か実際に手助けしてくれている」というふうに被治療者が感じることも、「祈ってもらっている」ということと同じくらいか、もしくはそれ以上の大きな励みになるのではと思っています

自立して生きるために

　わたしは、瞑想やホ・オポノポノ、またこの直傳靈氣も、実践している人を見て、「ああ、やってみよう」と

最後の決心がついたのね。何かを習ったり、学んだりする時、また健康法や何かの知恵を実践する時、ちょっとでも違和感があったり、不安があるようならば、ストップしたほうがいいかもしれない。自分自身で本当に納得してスタートしたほうがいいよね。わたしの場合は、「やっている人」が最重要チェックポイント。そして、自分に合うかどうか。誰かに合うものが自分に合うとも限らないしね。いつも、自分のからだの声、自分の本心に耳を傾けて取り入れたいよね。

　ちなみになんだけれど、わたし自身、大都会に比べてごくちいさな町に移住したことも、この直傳靈氣を習得する大きなきっかけになった。移住して、より自分の足で立つ、自立する、という態度を身につけられるようになったかな。もともと冷えとり健康法などを通して、自分のからだは自分で治す、という気持ちでいたけれど、直傳靈氣を習得したことで、自分以外の家族に対してもそういう自立した気持ちでケアしようという気持ちになったかも。それも自分にとってとてもありがたくて大きな恩恵だったよ。

　なお、まだ実践をはじめて短い期間ではあるけれど、胃が痛くてしかたがなかったスタッフに直傳靈氣を行ったところ、痛みがなくなってその後すぐにまた仕事に戻れたとか……また別のスタッフも、ある重要なイベント前に疲れがたまっていて、靈氣を行ったら、やっぱりすごく元気になった例とか……。書き出したらいっぱいある！　前にも書いたとおり、重篤な病気の治療をしてい

る人に、夏中、遠隔を続けたのも自分にとってもいい経験になった。

　わたし自身、疲れたなと思ったら、つれあいに霊氣をしてもらっている。夫婦で、こうやって愛情を交換できるのはすごく安心することだなあとあらためて思うよ。ただ摩ったり、マッサージしてもらうのももちろんいいんだけれど、専門的な手技として積極的に手当してもらうのは、肉体的な安心感以上のものがある。

　子育てをしているスタッフは、子どもがちょっとした不調の時にも霊氣ができるのがすごくありがたいと話していた。
　とにかく、自分やまわりの人たちに実践を重ね、重ねれば重ねるほど、習ってヨカッタナーって感じてる。
　まさに日々、「安心立命」そのものの中にいるって感じがしているよ。

☆今日いますぐできること
自分の手やからだから出ているエネルギーを感じてみる

◇近いうちにできること
直傳霊氣に関する情報を得て、読んでみる

♡将来おすすめしたいトライ
直傳霊氣を受けてみる

おすすめの本を読んでみる

◎おすすめの本
『直傳靈氣 The Roots of REIKI ―レイキの真実と
歩み』（山口忠夫＝著　BABジャパン＝刊）
『This is 靈氣（レイキ）―その謎と真実を解き明か
す、聖なるレイキの旅』（フランク・アジャバ・ペッタ
ー＝著　高丸悦子＝訳　BABジャパン＝刊）
　『マイホーム・レイキ―あなたにもある、家族を
癒す優しい力』（仁科まさき＝著　BABジャパン＝刊）

■さらに深めたい人に
直傳靈氣を習得する

うつくしさを引き出す魔法

植物の
力で

大都市にいる時には
「都会で自然を感じて暮らすこと」を大事に過ごしていた。
そうして、都会で「自然を摂取して」過ごすうち、
今度は自分自身が自然豊かな場所へ引っ越すことに！
山、川、うつくしい空気、そして水、
そんな場所で過ごすこと、またそこで育まれる植物、
農、作物、果物たちからエネルギーをもらうこととは
いったい、どういう体験なのか……。
そこにはことばにできない魔法がたくさんあって！
まだまだ、はじめたばかりの自然の暮らしだけれど
新鮮かつシンプルな気づきがいっぱいなんです。

自然が最高の自分をつくる！？

　突然ですが、みなさんは植物が好き？　っていうか、「だいきらーい！」という人もめずらしいかも。

　うつくしい森へ分け入って緑の息遣いを感じたり、公園で、ゴロンと寝転がって木々の葉が揺れたり光ったりするのを見たりするのは……心底気持ちのいいものだよね！

　庭や道端の草花を摘んだり、お花屋さんでお花を買ったりして部屋にそっと飾るだけでも気分が違う。毎日のようにお茶だって飲んでるわけだし。自然、とりわけ植物のパワーって、知らず知らずのうちにものすごくたくさん受け取っているんだよね。だいたいこの酸素だって、植物からたっぷりつくられているわけだし。

　今、たまたま『自然が最高の脳をつくる』っていう本を読んでいるんだけれど、なんと、2008年を境に、郊外より都会に住む人の数のほうが増えたんだって。たはー！

　でもね、今、その自然とのつながりが本気で希薄になってて、不安感があったり、注意力が低下したり、決断力がなかったりする子どもたちの問題が「自然欠乏障害」（！）として、欧米で話題になっているそうだよ。

　いや、ね、わたしも2015年に東京・原宿から岐阜・美濃に引っ越してきて確かに、自然が自分にもたらすパワーってすごいなと実感してる。原宿とか表参道にいた頃は、部屋の中にいた時間も長かったし、外に出ても、ビル、ビル、ビル、人、人、人、で。目に見えないとこ

ろでも、無線LANが飛び交い、空気だって、おせじに
もきれいとはいえないわけだよね。もちろん、都会は、
それ以外の刺激がいっぱいある。魅力的な人もたくさん
いるし、カルチャーも充実してる。すてきなモノだって
溢れてる。ただ、山はない。川や海もあるけれど……ま、
どちらかというと都会のそれは灰色をしてる。

　一方、岐阜の美濃にいると、もう、四方八方、山、山、
山！！！　岐阜には海はないけれど、川は、まだまだきれ
いだし、鳥や虫がたくさん飛んでいて、草木の季節の移
ろいを感じられて、空気も、つい深呼吸してしまうくら
いきれいで清々しいよ。

　さあ、この違いは、人間のからだやこころに、どんな
影響をもたらすのか……？　これ、もっともっと研究し
たほうがよくない!?　って感じる。だって都市で暮ら
すのと非都市で暮らすのは、あまりにも違う体験だと感
じるから……。

　たとえば、人間の心身にとって適正な人口量・人口比
率、とか、ネ。

　岐阜の美濃は、2万人足らずのちいさな市なんだけれ
ど、引っ越して3年経って、何が変わったって、安心感
がものすごくあるという点なの。

　もちろん経済という視点から見れば、高齢化が進んで
いる現状は、大変な面もあるのかもしれない。でもネ、
人々の精神活動や肉体にとって、ある面積に対する人の
数ってとても大きなよい影響があるように感じているよ。
少なくともわたし自身のことでいうと、数年前より今の
ほうが元気で、のびのびして、より創造的になっている。
今の自分の生活は、自給自足の暮らしとはまだまだ遠い

のが事実。でも、本当に本当に、変化が大きいの！　そんな話に、ちょっとだけおつきあいください。

① 『自然が最高の脳をつくる』
(『NATURE FIX 自然が最高の脳をつくる──最新科学でわかった創造性と幸福感の高め方』フローレンス・ウィリアムズ＝著　栗木さつき、森嶋マリ＝訳　NHK出版＝刊)。自然とのつながりが希薄になると人間にどういった影響が出るのか？　最新科学の視点から探った本です
② 2008年を境に、郊外より都会に住む人の数のほうが増えた
「この年、世界保健機関（WHO）が、都会に住む人の数が田舎に住む人の数を初めて上回ったと報告した」「人間の活動拠点が都市部へと移っているのに、そこに計画性はないに等しく、わたしたちが心理的に求めているものを都市空間に取り入れるために資源を費やし、インフラを整備するような試みはまったくなされていない」『自然が最高の脳をつくる』（フローレンス・ウィリアムズ＝著）より抜粋

自然の中は、からだが楽

　はっ！　植物の話だった！
　で、ね。
　東京にいた頃、わたしは、『マーマーマガジン』といういちいさな雑誌を立ち上げて、その準備をしている頃から、そうだな、2004年頃からかな、いや、本当は、おそらく1995年くらいからなんだけれど、自然と共に生きるということを編集者としてテーマにすることが多くて、こと、2000年代になってからは、自分自身、「都会の中でも自然とつながって生きる」ということをすごく意識するようになった。
　『マーマーマガジン』をつくり出してからはなおさらだね。

食べものをどんどん自然のものにしていった。極力オーガニックの野菜を食べるようになった。洗濯やキッチン、お風呂場などで、自然に還る洗剤を使うようになった。シャンプーや石鹸ももちろん自然のものになった。コスメも、どんどんオーガニックコスメに変えていった。ハーブティーを飲んだ。フラワーレメディも使った。オイルマッサージをしたりもした。アロマを焚いたりもしましたとも。自然農法（栽培）と出合ってからは、ベランダで野菜やハーブを育てたりした。

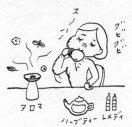

ハーブティーがぶ飲み時代

　イメージとしては、都会に住みながらアウトドア好きとしてしょっちゅう山や海へ行っていたというよりも、日々の都会の暮らしの中で、こまかく自然を取り入れてたという感じ。正確にいうと、消費活動の方向性が自然のものになっていったということかな。

　そうこうするうちに、冷えとり健康法をしてだんだん冷えがとれて、瞑想をして、純粋意識に触れる機会が増え、ホ・オポノポノのクリーニングを続けるうちに……岐阜の美濃に引っ越すことになったんだけれど、引っ越してきてわかったのは！

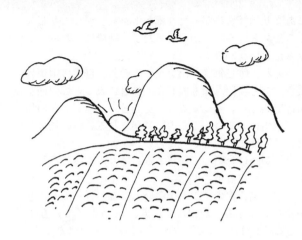

美しいが濃いと書いて
「美濃」

　どうして、あんなに、「自然、自然」といってたか。
あんなにもオーガニックのものを欲し、ハーブティーを
がぶ飲みし（あはは）、レメディやアロマオイルを使っ
たり、自然を取り入れていたかというと、ズバリ、自分
が「自然不足」していたからなんだよね。
　美濃に来てわかったのは、空気と水というベースがい
いと、前ほど「ハーブティー飲みたい！」とならなくな
ったことなんだよね。もちろん、エコロジーの観点から
いったら野菜に農薬は使っていないほうがいいし、エコ
ノミーの観点からも、オーガニックのものを応援する気
持ちはまったく変わらないよ。ただ、空気と水という、
生きていく上での基礎がうつくしいと、いろいろなこと

にあまり神経質になったり細かくジャッジしたりしなくなるなあということがわかったよ。純粋に、おおらかになったというか。

　あとね、毎日毎日、山を見てるのね。自然に山が目に入る。あと、田んぼも同じように目に入る。畑の様子を間近で感じる。そうすると、その日々、季節ごとの移ろいが本当に本当に、こころの栄養になる。目に見えない部分の滋養になるといったらいいカナ。

　自然が脳にいいっていってるわけも、しみじみわかるような気がするよ。

　日本全国、ものすごく山深いところへ行っても、とにかくどこにでも人が住んでいて、「どうしてこんな不便なところに!?」って思うんだけれど、それはあくまで、都会の視点なんだよね。

　経済効率とか、文化がどうとか、教育がどうとか、利便性とか、合理性とか……これって、いわゆる、本当に、現代の発想だよね。でも、人のからだやこころにとって、本当にどこがベストなのか、まだ、人類は実験中なんじゃないかな？

　しかも、考えればすぐにわかることだけれど、昔って、山奥に住んでいたほうがエネルギーを取りやすかったんだよね。水だってすぐに汲めるし、主な燃料だった木だってすぐに切って運べるしね。人が化石燃料を使わずに、ごく自然に生きようと思ったら、山のそばで暮らすっていうのは、すごく理にかなっているってことなんだよね。きっと、人類としても、自然の中で暮らす生活が歴史の中でも、ものすごく長かったんだろうし。都会的な暮らしが始まったのは、本当にごく最近のことだと思うよ。

実際にね、山や川がすぐ近くにあり、畑や田んぼと共にある生活は、何といってもからだが楽！　なんだよね。

　この楽さ加減、うまくことばではいえないんだけれど。

　これは、時々、田舎へ行っただけじゃわからない感覚かも。

　しばらく住んで、ハタと気づいたんだよね。空気と水がきれいで自然が間近にある生活がどんなに人間にとって快適で創造的かということに……。

③『マーマーマガジン』
2008年創刊（当初フレームワークス＝刊、2011年12月よりエムエム・ブックス＝刊｜編集長・服部みれい）。「マーマー」とは、英語で「風のざわめき、川のせせらぎの音」、「ぶつぶついう」という意味で、「ちいさな声」を大切に、ホリスティックな視点による心身の知恵、オーガニックな暮らし、エシカルなファッションなどを意欲的に紹介しています。2016年11月発刊の22号にて誌名を『まぁまぁマガジン』にあらため、詩とインタビューの本にリニューアルしました。別冊『body&soul』、男性版『murmur magazine for men』も不定期で刊行中。公式サイト（murmurmagazine.com）、ネットショップ「マーマーなブックスアンドソックス」（murmur-books-socks.com）、2015年、岐阜・美濃にセレクトショップ「エムエム・ブックスみの」もオープン。ブログや声のメルマガ、オンラインサロンや講座の配信も行っています

④**自然に還る洗剤**

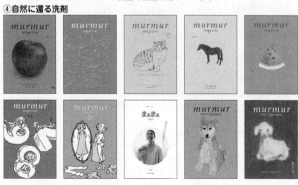

使っているのは「たけ ミネラル洗浄液 ランドリー＆バスウォーター」(ラレシーブオーバンブー合同会社)。原料は水、竹炭、竹炭灰のみ。洗剤だが、お風呂の入浴剤にもなる。2023 年現在は「海へ…Step」(がんこ本舗)を愛用中

⑤オーガニックコスメ

自然由来の成分でつくられた化粧品。ただし、無添加・自然派・オーガニックといっても、特定の化学物質を少量盛り込むことが認定機関で認められているのだとか。信頼できるコスメを選び、体質にあったものを使うことが大切です

⑥ハーブティー

薬効のあるハーブを生のまま、あるいは乾燥させたものを煮出して飲む。欧米では昔から民間療法として日常に浸透しており、季節にあったものを飲んだり、そのときの心身の症状にあったものを飲んだりしています

⑦フラワーレメディ

英国の医師エドワード・バッチによって開発されたバッチフラワーレメディが有名。花に宿る力を凝縮し水に転写したもので、植物療法のひとつ。精神面に働きかけてこころの状態を整え、バランスを取り戻すサポートをします

⑧オイルマッサージ

ここではアーユルヴェーダのメソッドに基づいたオイルマッサージを指しています。アーユルヴェーダではからだを構成するエネルギーをドーシャと呼び、ドーシャが乱れると病気になると考えます。セサミオイルを使ったオイルマッサージは、ドーシャを乱す心身の不調の原因や毒素などを取り除き、全身のバランスを調整してくれるといわれています

⑨ベランダで野菜やハーブを育てたりした

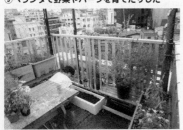

東京の裏原宿にあった『マーマーマガジン』編集部で野菜を植えているところ(2014 年夏)

⑩消費活動の方向性が自然のものになっていった

今振り返れば、衣食住に関して、買い物の対象が「自然にやさしいもの」に変化したということかなと思います。また買い物は投票だという考え方があり、そういったものを選ぶことで、生産者さんを応援するという気持ちがあります

⑪岐阜の美濃に引っ越すことになった
心身の浄化が進んだことと、住む場所が変わったことはすごく関係があると思っています。移住の経緯に関して詳しくは240ページへ

240ページへ

⑫人類は実験中なんじゃないかな
実験の結果はもう出ているともいえますが。地球環境は、少しネットなどで調べるだけでも、すぐにおびただしい量の情報をひろえるほど、劣悪な状況にあります。現代になってから登場している心身の疾患、また人間の創造性、幸福度などをはかってみれば、実験結果はある程度出ているといえそうです

目の奥が開くほどおいしい！

　で、ね。美濃に来て、都会にいた時ほど「オーガニック」とか「ハーブ」とか欲しなくなったかというと、もちろんそんなことはない。前とは別の意味で……渇望する感じじゃなくて、ただただ魅力的という理由から、前よりももっと好きになって、もっと知りたいと思ってる。どうだろ。もう、恋の気分に近いよ！

　まだ美濃に来て間もない頃、キュレーターの石田紀佳⑬さんのワークショップを開催して、春に野草を摘んで、酵素ジュースをつくったのね。甜菜糖⑭の入った、ビニール袋をもって、その中に、野草を摘んで入れていってね。

　ああ、思い出すだけでうっとりしてしまう！

　しばらく置いておくと発酵して、発泡するようになる。それを、炭酸水で割って飲んだりするんだけれど！

　ああ、あの滋養たっぷりの味といったら!!

　あとね、ある年の春は、ヨモギをたくさん摘んだよ。編集部のスタッフさんが、腰痛になって……で、ヨモギ⑮の腰湯だ！　ってことになって、川辺や山へ行きヨモギを摘んで、カラカラに乾かして、それを煮出して、お風

呂に入れて……。

はあ〜っ!!!!

ヨモギのことも、思い出すだけでうっとりしちゃう!

あとはね、ドクダミも摘んだ。ドクダミは焼酎漬けにして、かゆみがあった時なんかに今も使っているよ。

焼酎漬けといえば、ヘビイチゴだね!

春になると、真っ赤でまん丸のかわいい実がなるんだけれど、これを摘んで、焼酎に漬けておく。これもかゆみ止めになるよ!

あと、やはり編集部のスタッフさんではビワの葉を焼酎に漬けている人もいる(ビワの葉エキス)。これは、ちいさな傷ややけど、湿疹、虫さされ、口内炎に効くよ!

畑では、実際にハーブを育てはじめたよ。レモンバーム、レモンバーベナ、レモングラス、ラベンダー、タイム各種、ローズマリー、ミント各種、セージ各種、ニゲラ、フェンネル、そしてディル……。特に、専門的に勉強もせず、見よう見まねで種をまいたり、苗を植えたり……それでも育つのがすごいところ!

特にね、このハーブを幾つか摘んで、フレッシュハーブティーにして飲む感動は、ひとことではいい表せないな!

もう、目が、いや、目の奥が、パカーン!!!!　と開くくらいおいしい!!!!!!!　本当だよ。

摘んですぐにお湯を注いで飲むの。秋、シソの実なんかあったら、それも入れたりして。もう、信じられないおいしさ!!

あとね、ことばにならない感動といえばお米の存在なんだよね。

　2017年に、生まれてはじめて、田植えから稲刈り・脱穀まで、すべて手で行うお米づくりを手伝ったんだけれど、これが、想像してたのとまったく違ってた。田んぼって、畑とはまたなんか違う体験と感動があるんだよね。ちょっと大げさにいったら**その場が聖地になるみたいな感じがある。**おそらく、~~農薬も肥料も使っていない~~せいだと思うんだけれど。田んぼに妖精みたいな存在がいるのかも。

　なんか、田んぼにいるだけで、こころがふんわりゆるんでくる。「ま、いっかー」って、そんな気分になるんだよね。不思議だね。この田んぼづくり、なんか、こう、「正しいことをしよう」って真面目な感覚で「いい」っていってるのとちょっと違うんだよね。「日本人はやっぱりお米」みたいなノリでもない。

　もっと、ことばでいい表せないような何かが、田んぼづくりの中にははっきりとある気がするの。大勢で作業すると「結（ゆい）」が自然にはじまるのも圧巻だしね。

　なにせ、うちの田んぼには、梅の木があるし、大豆も植えた。この土地で、お米とお味噌と醤油と梅干しができるかと思うと、なんか、こころが満足しちゃう。この、安心感ったらないよ！

⑬石田紀佳さん
手仕事研究家、フリーランスキュレーター。都心と里山の家を行ったりきたりしながら自然の豊かさを伝え、"天然自然"の暮らしを営む。著書に『藍から青へ—自然の産物と手工芸』（建築資料研究社＝刊）、『魔女入門—暮らしを楽しくする七十二候の手仕事』（すばる舎＝刊）、『草木と手仕事』（薫風堂＝刊）

⑭酵素ジュース

つくりかた

1. 春の野草（ヨモギ、ドクダミ、カキドオシ、ハルジオン、スイバ、ヘビイチゴ、カラスノエンドウ、たんぽぽ、ノイバラ、青梅など）、草木の新芽、花のつぼみなどを収穫する。紀佳さんは少なくとも7種以上は混ぜているそう

2. 野草は洗ってこまかくちぎり、新芽やつぼみはそのまま、清潔な瓶に入れる。野草類と同量の糖分（白砂糖、甜菜糖などお好みで）を加える

3. 紙か布で蓋をしてあたたかいところへ置き、1日2回混ぜる。1週間ぐらいで完成。水や炭酸などで割っていただく

⑮ヨモギ

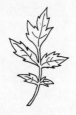

料理に、養生に、染めものにとさまざまに活用できます。調理する場合、水気の多いところで育ったさわやかな香りのものを選びます。虫刺されや小さな切り傷には、生の葉をもんで汁をつけるとよい。たっぷりの葉を布に入れてお風呂に入れて入浴するのもおすすめ。血行がよくなり、冷え、肩こり、うちみ、捻挫ほか、さまざまな不調によいとか。個人的には、マニアックですが、夏、山や川で採ってきたばかりのヨモギを洗い、その水を振って切るときにあがるしぶきを浴びるのが好きです

⑯ドクダミ

日陰の湿った場所を好む草でいたるところで見かけます。繁殖力がとても強いです。古くから民間薬として用いられ、もっと独特の香りがして、強力な抗菌作用があります。焼酎に浸けたものは、そのまま飲んでもいいし、虫刺されに塗っても。うちではかゆみ止めとして常備しています

⑰ヘビイチゴ

初夏に真っ赤な実をつけるヘビイチゴ。田んぼの畦道など湿ったところに生え、毒も甘みもありません。漢方としても処方され、焼酎漬けは虫刺されや切り傷、かゆみ止めに

⑱ビワの葉

昔から一家に1本、ビワの木があれば医者いらずといわれ、民間療法ではよく活用されています。ビワの葉から抽出したエキスは、痛みのある場所に塗ったり、温湿布にしたり、温灸にしたり、お風呂に入れたり、水などで割って飲んだりと大活躍。ビワの種の薬効も有名。ビワについては、『家庭でできる自然療法—誰でもできる食事と手当法』(東城百合子＝著　あなたと健康社＝刊)、『体と心がよみがえるビワの葉自然療法』(望月研＝著　東城百合子＝監修　池田書店＝刊)を、ぜひ！

⑲フレッシュハーブティー

レモンバーム、レモンバーベナ、レモングラス、ミントなどを摘んで、湧き水を沸かし、それを注いで飲むと本当に本当においしい！　この摘みたてのフレッシュハーブティーのおいしさは簡単にはいい表せません。大都会の高級ホテルのラウンジでもフレッシュハーブティーを飲んだことがありますが、配合がどうとかオーガニックがどうとかではなく、「これは、まったく違う何かなんだな」と思いました

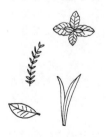

⑳**農薬も肥料も使っていない**

稲作の方法に「冬期湛水・不耕起移植栽培」という農薬も肥料も使わない方法があ
りますが、その発案者である岩澤信夫さんに学んだ千葉・50noenの五十嵐武
志さん・ひろこさんを講師に迎え、「冬期湛水・不耕起移植栽培」に準じた「耕
さない田んぼ」づくりを行っています。「自然の美しい秩序が見られる田んぼづ
くり」、「イネ本来の生理生態を活かしたお米づくり」を目指し、土を耕したり、
イネの生長に必要な肥料分を担う生きものたちの存在を大切にしています

㉑**「結」**

小さな集落で行う共同作業のこと。岐阜・白川郷の合掌づくりの村で茅葺き屋根
を葺く作業を集落の人々で無償で執り行うことで有名です。わたしが一番大勢で
経験したのは40人ほどで行う庭の土地改良（矢野智徳さんによる「大地の再
生」講座）で、誰が何をやるかという指示が一切なくとも、自然に役割が決まり、
全員が働き、それが有機的なうねりとなって想像を上回る成果が生まれていく風
景は圧巻でした。田んぼでも、通常スタッフとお手伝いの方12〜13人で行う
のですが、「結」の状態が生まれ、とてもたのしいひとときです

植物の力は、まさに魔法

　もちろんね、畑もすばらしい。見よう見まね、自己流
の無農薬・無肥料で、野菜を育てているのだけれど、あ
あ、野菜って人間が育てているんじゃないんだな、土と、
水と、空気と、光が育てているんだなってつくりはじめ
てすぐにわかった。だってネ！　畑に種を植えるでしょ
う。芽が出て、茎が出て、花が咲いて、実がなって！
もう、本当に、大して何もしなくても、野菜ってできち
ゃう。

　それが、本当に、感動するよ。

　手ぶらで畑へ行くよね、そうすると、野菜があまりな
いような時期でも、何か少しは収穫できて持って帰るも
のがある。

　その日の疲れたこと、いやなこと、自分の中の余計な

ものを置いて、そうして、土や野菜や植物から、エネルギーをたっぷりもらって帰ることもできる。以前ネ、仕事で「あーもういやだ！」ってことがあって、畑へ行って1時間くらい土をいじっていたら、ぶ〜んって見知らぬ虫がわたしの前をのんびり通過して行ってサ、「あれー、どうしてわたし、あんなにカリカリしてたんだろ」って（笑）、びっくりするほどあっけらかんとした気分になってしまった。本当だよ。

この体験、すごいから！　なんて、植物って自然ってすごいんだろうと思うヨ！　魔法みたい。本当に、これこそが魔法なんだと思う。
そうそう、畑をやっていると野菜たちと、こう、交流みたいなものもあるんだよね。意識の交流。それも本当におもしろい。何か、無言のつながりを感じていて、それがたのしくてならないよ。

いや、もちろんネ、これが市場で「売る」となると、こんなにシンプルじゃなくなるかもしれないなと思う。でもね、自分たちの食べるぶんを自分たちでつくるって、かたちや出来栄えがイマイチでもまったくもって食べられるし、つまみ菜や、採りどきを少々過ぎたものだって食べられる。これが

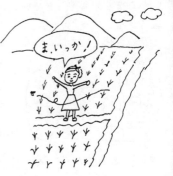

本当に豊かな経験なんだよね。逆にスーパーで同じ形状の野菜を並べるのが、どんなに大変なことか……もっといったら、野菜を大量につくり、売るということになるとある種の不自然さが要求されるんだなと、自分で野菜をつくるとよくわかるようになるよ。

あっ、そうだった、春にはね、お茶の葉も摘む。野生でお茶が育っている場所があるの。そこで新芽を摘む。それがたのしいのたのしくないのって！
そのお茶は、うちの祖母がよく淹れてくれていたお茶と同じ味で、はじめて飲んだ時には、もう、もう、本気で感動した！！　だって売っていないのだもの、このお茶ったら！　味は、台湾のお茶みたいな感じかなあ。柔らかくて、香ばしくて、淡い味。
夏には、グリーンスムージーをつくるんだけれど、畑の葉物やハーブ以外にも、たんぽぽの葉とか、野草も入れたりする。ある頃から、野草を見ると「おいしそう」って思うようになったよ。野草は少しでエネルギーが高いからほんのちょっとでいい。程よい苦味もあって、心底スッキリする！
春の苦味といえば、つくしも摂るし、ふきのとうなん

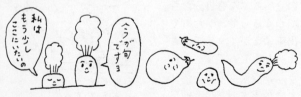

私はもう少しここにいたいの

ヘチマが旬ですヨ

野菜とおしゃべり　いろんなかたちがあるよ

かもよく食べる。梅の実を取ってジュースにしたり、梅干しを漬けたり。もちろん、初夏には、山菜採りもするよ。たけのこも掘るし……。初秋には、シソの実をとってお醤油づけにしたり、秋が深まる頃には渋柿を干し柿にしたり……。

　ああ、こうやって振り返ると、本当に一年中、植物たちの恵みでワクワクさせられっぱなし。家仕事に追われっぱなしって話もあるけれど（本当に、田舎の暮らしは忙しい！）。こういう生活からね、本当に、自分はパワーをもらっているのを痛感する。

　こうして、自然と共にある暮らしは、うつくしいよ。

　もちろん、植物の野生のパワーをもらって自分も前よりもうつくしく、若々しくなっているのを感じる。これは、本当に、なんだろうなあ、生きている甲斐があるってものだよ。

　ちなみに、うちの隣の女性は、86歳。

　もう一方の隣の女性は92歳。

　おふたりとも、ものすごく若々しい！　すごく、きれいで生き生きしておられるよ。とれたての野菜を食べて、自分でもつくったりして、そうやって、自然に囲まれて生きているせいかなって思う。

　どこにいても、できるところから、ぜひ、植物のパワーを味方につけてみてね。植物のもつうつくしいエネルギーが、必ずや自分自身のうつくしさ、みずみずしさを引き出してくれるはずだよ。

㉒たのしいのたのしくないのって
お茶の新芽摘みをしたら、すぐに、どの芽を採ればいいのかわかるようになって

それが本当にたのしいことなんだなと感じました。自分の生存のために必要な作物を採ることの中に、純粋なおもしろさがあると気づいたのです

㉓もう一方の隣の女性は92歳
お茶摘みとお茶もみの方法を教えてくれた方。いつもすごくきれいにお化粧し、おしゃれをしておられます。会えば、お漬物をくださったり、お昼ご飯をくださったり（お鍋もっておいでといってお鍋におかずをわけてくださいます）……毎日のように自転車に乗って畑に行き、散歩をし、元気いっぱいです

☆今日いますぐできること
植物との関わり、すてきな経験を思い出してみる

◇近いうちにできること
植物の力を日々の暮らしにもっと取り入れてみる
植物や自然がたくさんある場所への旅の計画を立てる

♡将来おすすめしたいトライ
植物や野菜を育ててみる

◎おすすめの本
『魔女入門―暮らしを楽しくする七十二候の手仕事』
（石田紀佳＝著　すばる舎＝刊）
『草木と手仕事』（石田紀佳＝著　薫風堂＝刊）
『薬草の自然療法―難病も自然療法と食養生で治そう』（東城百合子＝著　池田書店＝刊）
『身近な薬草活用手帖―100種類の見分け方・採取法・利用法』（寺林進＝監修　誠文堂新光社＝刊）
『若杉ばあちゃんの伝えたい食養料理』（若杉友子、若

杉典加=著　PARCO出版=刊）

■さらに深めたい人に
より自然を感じられる場所で暮らす

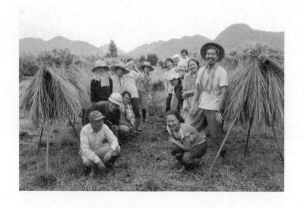

2
こころとたましいから
うつくしくなる

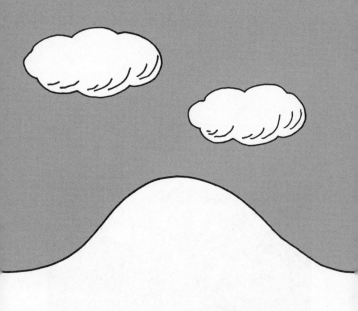

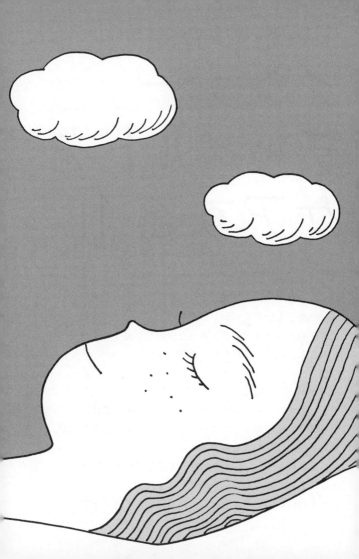

こころの奥の結びめを解く

インナーチャイルドをケアする1

さまざまな浄化法を実践していって、
最後の砦ともいえるのが
インナーチャイルドのケアではないかなと思うようになった。
もちろん、心身が浄化される過程の中で、
自然と、インナーチャイルドが癒えていく
というケースもある。
でも、いずれにせよ最後の最後の結びめを解く鍵は、
やっぱり、積極的なインナーチャイルドのケアにある気が。
元気でがんばりやさんの裏で
ずっといいようのない生きづらさを感じていたという
Aさんというある女性の体験談とともに、
子ども時代の傷とその解放について紐解いていきます。

どうしても解けない結びめの存在

　この約10年間、自分を整えていく方法や自分の中を浄化する知恵を本当によく試したものだなあと我ながら思うよ。

　冷えとり健康法、瞑想、ホ・オポノポノ、食事、部屋の大浄化作戦（スペースクリアリング）、アーユルヴェーダ（白湯飲み、オイルマッサージほか）[1]、呼吸法、布ナプキン、オーガニックコットン、数秘術、前世療法[2]、断食、塩浴などなど……。くわしく本で書いていないものでも試したものは本当にいろいろある。

　オーラソーマ[3]、インテグレイテッド・ヒーリング（IH）[4]、ホメオパシー[5]、フラワーレメディ[6]、オラクルカード[7]、土地のクリーニング[8]、愛05[9]、予言カフェへも行ったし、不思議な力をもつ人がいれば、直感に従って会いに行ったりもした。[10]

　こう、ホリスティックな世界のもの、スピリチュアルな世界のものが純粋に好きというのもあるし、自分を浄化する知恵って、取り組めば取り組むほど、あたらしい発見があって、たのしいんだよね。玉ねぎの皮をむくようにあたらしい気づきがあるし、その都度、本当に少しずつだけれど意識の拡大が体験できて……。自分を探る旅は、不思議で、想像以上で、何か壮大で、とにかく、おもしろい！　まさに、アメイジング!![11]

　で！

　このような知恵を本当に真摯に試していくと、ある程度のところで、必要に応じて、毒出しのようなものが起[12]こる。隠されていた感情がわあっと出たり、からだに何[13]

らかの症状が出たりね。

　それまでの人間関係が変わるようなこともあるし、職業が変わったり、家族との関係にも変化が起こったりする。まあ、いってみたら人生の毒出しが起こる……。

　そうしていくうちにネ、読者の方からのお便りだとか、こういった知恵を試すのが好きなまわりの人たちだとか、あと、もちろん自分も観察していて、あるときハッと気づいたの！　何にって⁉　つまるところ、最後の最後行き着く先は、

インナーチャイルドのケア(14)

なんじゃないかって。

　インナーチャイルド、ほうっておけないなって。

　自分というものを掘っていった先にある、どうしても解けない結び目を解くカギはインナーチャイルドケアにあるんじゃないかって。

　インナーチャイルドってことばは、きっとどこかで聞いたことあるよね。自分の中の子ども、ということなんだけれど、もっというと、ちいさな頃の抑圧した感情、記憶といったもののこと。

　どんな大人の中にも、自分の中に、まだ幼かった頃の○○ちゃんが今も生きているんだよね(15)。この○○ちゃん、自分で思っているよりも、大きくなる中で、けっこう、ほったらかしにされている。自分で自分放置プレイってやつ（苦笑）。

　でもサ、人って、なんだか、もう、毎日のことで精一

杯で、もっというと外側のことに取り組んだり、情報に追いついたりするのでいっぱいいっぱいで、自分をじっくり省みる、なんて体験、なかなかないんだよね。他人のことを考えたり、誰かの噂話をしたりは、しているかもしれない。もちろん、自分の性格や容姿のこと、能力のことやなんかで、悩むことはあると思う。

でも、どうだろう、子ども時代のことや傷の点検をしたり、積極的にそのケアに取り組むということって意外にしていないんじゃないかな？

インナーチャイルド・ケアの実践についてご紹介するならこの人、という人がいる。知人のＡさんだよ。今回、これまでのＡさんとのやりとりや手記に加え、あらたにインタビューをさせていただき、Ａさんの体験を紹介していくネ。

Ａさん、簡単にいえば、10代20代とずっと「自分には何も問題がない」と思っていたそうだよ。でも、実はその裏で、なんともいえない生きづらさを感じていた。いや、その生きづらさにも蓋をして元気そうにふるまっていた（なんでも、生きづらさを感じること自体に罪悪感をもっていたそう）。その中で、冷えとり健康法や瞑想など続けていくうちに、また、仕事に取り組み、恋愛を経験していくうちに、インナーチャイルドと向き合わざるをえなくなって……。

とにもかくにも、まずは、Ａさんがどんな人か紹介するね。

Ａさんは、すごく明るくて、しっかり者で、仕事ができる30代の女性。がんばりやさんで、人柄も良くて、彼氏や友だちにも恵まれて、人生は順風満帆といったと

ころ。一方で、近しい人から、こんなふうにいわれることが多かったのだって。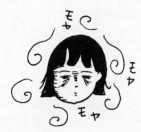

・どんな時でも、やたらとポジティブ
・「たのしい」「うれしい」「おいしい」など、単純なことばに集約しがちで、よりきめ細かい表現がない
・「ポジティブな自分」という精神的な支柱をつくって、それにしがみついている感じ
・頑固で融通が利かない
・承認欲求が高い

　いやいやいやいや、誰だって、あるよね、いろいろな性格の側面が。
　（ちなみにこれらは、Ａさんの承諾を取った上で、書いています！　ご安心くださいね）
　で、Ａさんは、というと本人は、実は、こういう心境だったとか。

・何か生きづらい
・いつももやもやしている
・どこかこころが不安定
・意味もなく何もかもがつらい
・自分の本心が自分でもよく

わからない

・何でも白黒ジャッジする癖がある。0か100かで判断
してしまう（グレーゾーンがわからない、受け入れられない）

・何かわからなくなった時、つらい時、それをごまかして蓋をして、「無理やりポジティブ」にしてしまう

・嫉妬心が強くて苦しい

・自信がなくプライドが高い

・実家に居づらい

・自分に太鼓判が押せない（自己肯定感が低い）

・わけもなく悲しい気持ちになって泣くことがある

・原因不明のもやもや期が訪れる

・人の態度や感情に敏感

・何かに怒っている

・いつも人と自分を比較してしまう

・正義感がやたらと強い

　あと、他人からは、

・存在感が薄い

・なかなか自分の存在が覚えてもらえない

と思われてると思っていたそうだよ。

　からだは、すらっとしていて、かわいらしい人。美人で聡明で、スポーツも万能で、とにかく仕事熱心。ただ、もうずっとアトピー性皮膚炎に悩まされていた。ちいさな頃に大病を患った経験があって、その後は、当時服用した薬などの影響もあったかなといっていた。特に、手の湿疹がひどく、仕事の上でも、手袋をしていないと、

作業もできないような時期もあったそうだよ。

①アーユルヴェーダ
224ページ⑪参照
②前世療法
224ページ⑩参照
③オーラソーマ
英国の薬剤師ヴィッキー・ウォールがオーラソーマボトルとともに生み出したカラーケアシステム。100本以上のボトルから4本選んで、ボトルの色を通じて、人生の目的や才能、心理状態、未来などを紐解いていく。219ページ参照
④インテグレイテッド・ヒーリング（IH）
キネシオロジーという筋反射テストを使ったヒーリングメソッド。筋肉反射の反応をみることで、潜在意識にアクセスし、問題の奥底に潜む本当の原因と解決法を見つけ出して、調整を行う。前進することを妨げている、またはブロックしているエネルギーを解放することで心身のエネルギーバランスを整え、本来の自分に戻ることを促す。筋反射により最優先のテーマを選択し、潜在意識の答えである筋反射をガイドにセラピーを進めるため、主導権は常に自分にあり安心して受けられる。225ページ、229ページ⑱参照
⑤ホメオパシー
ドイツの医師サミュエル・ハーネマンが確立した同種療法。症状を起こすものをエネルギー（氣）レベルにまで希釈し、活性化して使うことで、からだの治癒力を高める。ヨーロッパ、インドなど、医療として認められている国も多数ある
⑥フラワーレメディ
98ページ⑦参照
⑦オラクルカード
「天使カード」とも呼ばれる。1枚、または数枚ひいて、カードから必要なメッセージを受け取る。ドリーン・バーチューの「オラクルカード」シリーズほか、大野百合子さん（306ページ）の「日本の神様カード」も愛用中
⑧愛05
壱義流気功教室を主宰する小池義孝さん考案の治療法。生まれてから5歳までの愛情（一体感＋尊重）不足がもたらす害を気功によって解決する
⑨預言カフェ
アライズ東京キリスト教会が運営する珈琲専門店。飲み物を頼むと約3分の預言＝神さまからのメッセージを受けられる。東京の高田馬場と赤坂にある。227ページ参照
⑩不思議な力をもつ人
目に見えない世界のこと2、220ページ参照

⑪ホリスティックな世界のもの、スピリチュアルな世界のもの

ホリスティックとは、全体的な、包括的な、という意味。ホリスティック医療とは、からだだけではなく、精神や魂なども含めたすべてを治療の対象とする。祈りや霊的な手段、患者自身の感情や意志なども包括して観察し、治癒に結びつける。統合医療ともいう。スピリチュアルとは、霊的であること、霊性、霊魂に関することを指す。ただし、日本では、2000年代頃から、テレビや雑誌などの影響で「スピリチュアル」は精神世界的な分野のこととほぼ同義で使われている。精神世界的なことを志向する、行動をとることを「スピってる」と（個人的には）いったりもしています

⑫ 意識の拡大

わたしに自然や宇宙の法則を教えてくれた師は、「意識の拡大にのみ興味がある」とよく話してくれました。意識の進化ともいえるかもしれません

⑬ 毒出し

好転反応、「めんげん」のこと。31ページ⑪参照

⑭ インナーチャイルドのケア

インナーチャイルドとは、自分の中に眠るちいさな自分、子ども時代の自分のこと。未解決な感情や傷を含めてさす。インナーチャイルドのケアは、幼少期の体験や感情に気づいて、それに寄り添い共感する、インナーチャイルドに話しかける、インナーチャイルド宛てに手紙を書くなどの方法がある。専門家のセッションを受けたり、ワークショップやセミナーに参加したりするという方法も。アダルトチルドレン（機能不全家庭で育ったことにより、大人になってからもトラウマをもつ人、現象）についても知ると、より理解が深まるように感じています

⑮ まだ幼かった頃の○○ちゃん

かつて呼ばれていた、子どもの頃の呼び名で○○ちゃんと入れてイメージしてみてください（特に子どもの頃の呼び名がなければ、名前にちゃんづけで読んでみてください）

⑯ 何でも白黒ジャッジする癖がある。0か100かで判断してしまう（グレーゾーンがわからない、受け入れられない）

アダルトチルドレン、インナーチャイルドの傷が癒えていない時に見られる態度、癖といわれている

⑰ ちいさな頃に大病を患った経験があって

『自分を愛して！―病気と不調があなたに伝える〈からだ〉からのメッセージ』（リズ・ブルボー＝著　浅岡夢二＝訳　ハート出版＝刊）によると、Aさんが幼稚園児だった頃罹患した病気は絶望と関係があるとか。Aさんは、そのあたりで親や周囲の態度やことばから傷を負ったのではないかと自己分析している。痛い注射を打っても、たいしたことないふりをしたり、病院の生活を明るく元気に楽しもうとしたりしていたとか。あの時、大泣きしてつらいと言えばよかった、とAさん。がんばったら褒められていた経験から、無理していたそう

インナーチャイルドいよいよ登場

　まずはじめにＡさんに対して、「あれ？」と思ったのが、Ａさんのお父さんのことを、わたしが褒めた時にＡさんが泣いてしまったことだった。Ａさんの家は、先祖代々続く整体師の家。Ａさんのお父さんも、医療従事者だった。そのお父上に、わたしの家の者が、お世話になったことがあって……。不調があっという間によくなって、本当に助かったし、その腕前に感服した。

　それで、Ａさんにお礼を伝えたのね。「Ａさんのお父さん、腕前が本当にすばらしかった。おかげさまで、うちの者が本当によくなりました！　ありがとう！」って。

　そうしたら、Ａさん、ポロポロと泣き出してしまったの‼

　「え⁉　今、ここで⁉」というタイミングだった。

　Ａさん自身が今になって自己分析するに、「自信のない自分のまま、父に認められたい一心で生きていた。精神的にものすごく依存していた父が褒められた＝自信のない自分も褒められた、という、そのうれしさと、恥ずかしさと、喜び、また同時に自己卑下があった。わたしもそんなふうに褒められたいという父親に対する嫉妬心、悔しさ、焦り……矛盾だらけの、引き裂かれそうな気持ちだった」って……。

　何より、この時にＡさん、**自分の中の「インナーチャイルド」にはじめてはっきりと気づいた**そうだよ。

　ただ、その直後からまた、そのインチャ（インナーチャイルド）の存在がわからなくなってしまったのだって。それで、「こころの冷え」にもアプローチしようと冷え

とりを強化。半身浴をしながら（8時間も）朝を迎えたり、靴下やレギンスの数を増やしたり、からだを通して、こころへのアプローチをしていった。

　そうしたら！　時間にして数か月後のある日のこと。

　とうとうある日、インチャの叫び声が聞こえたのだって！

　「ここ！　ここにいるよ」

　とインチャが、わあわあ泣きながら、訴えかけてきたって。

　そうして、Aさん、あのお父さんが褒められた時に出てきた何の感情の涙かわからない涙も、傷だらけのインチャの叫び、涙だったんだ、と気づいたんだって。インチャが必死に訴える声が聞こえて再会できた時には、「今までほったらかしにしてごめんね」と自分のインナーチャイルドになんども謝ったんだって。

⑱「こころの冷え」
冷えとり健康法では「こころの乱れが冷えを呼ぶ」と考えます。自己本位の思いや感情が「こころの冷え」に。こころの乱れによる毒は、冷えや食べ過ぎでたまる毒よりもずっと多いのだとか！

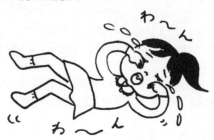

ためていた感情が溢れ出た！

　そういえば、ある時、もうひとつわたしが、「あれ？」と思ったことがあった。たまたま、「世の中には本当にいろいろな家庭環境があるよねえ」と、家庭内で暴力があるなど世間的に「問題」があるとされる家庭環境について世間話をしたことがあったのだけれど、Ａさん、「自分の家は、本当に安定していい家族だ」というのをやたらと強調したんだよね。それが、何か、わたしには不自然に感じたの。でも、その時は、そのままにしていた。

　また別の時には、たまたま、ご両親といるところを見た。Ａさんの家族って、すごく仲がいいの。でも一方で、Ａさん、すごくそのご両親に何か気を遣っているなって感じた。なんか、その日は特に「かわいい娘」を、どこか演じているような印象を受けたよ。ふだんのＡさんと違っていて、すごく気を遣い、緊張しているように感じたんだよね。Ａさんのご両親は、自然体なのに……。

　そんな頃にね、『マーマーマガジン』の企画で「非暴力コミュニケーション」のワークショップが行われて、Ａさんも受けたよ。その日はたまたまわたしも参加していたのだけれど……その時、Ａさんにいろいろな感情が溢れた。

　で、ファシリテーター役の男性が、父親役になって、その「父親」にこれまで言いたかったことをいうという場面で……。

　Ａさんの感情が爆発した！

　お父さん（実際はお父さん役の人）に向かって、

「偉そうにしないで！」

「なんでも自分が正しいというふうに振る舞わないで！」

「自分だって認めてほしい！」

と泣きながら叫んだの。

息を呑むような瞬間だった。

本当にそこに父親がいるように話したからね。

あまりに強い感情が表に出て、そのあと、Aさんは、すごく頭が痛くなって、しばらく横になって休んでいたほどだったよ。

Aさんは、ちいさな頃から頭ごなしに何かを決めつけるようにいわれるのが、本当に本当に、いやでいやで仕方がなかったんだって。父親は、「俺がダメといったらダメ」という人で、何かをいわれると人格を否定されるように感じたこともあったとか。でも、Aさん、インナーチャイルドと話すにつれ、子どもの頃の本心に気づいたそうだよ。「わたしは、ただお父さんと一緒にたのしみたいだけだったんだ…」って。㉑

Aさんには、お兄さんがいて、親御さんが、お兄さんを褒めると、イコール自分がダメだといわれたようにも感じていたそう。

とにかくビクビクして生きていたんだって。

その後、インナーチャイルドとお話しするようになって、Aさん、泣いてばかりいたそうだよ。冷えとりも続けていたから、「めんげん」＝こころの毒出しもあったのかな。お風呂場でも、ベッドでも移動中でもどこでも泣いていたんだって。

大体の場合が、体調不良とセットで、寝ている時に、

すごく悲しくなって、寝込んでいる自分が情けなくなって、責めてしまうんだといっていた。

　ところが……ちょうどその頃から、Ａさん、薄皮をむくように変わっていったらしいんだよね。もちろんその間も、湿疹の快癒のためにもＡさん、冷えとり健康法を本当に熱心に行ったよ。瞑想も実践した。ホ・オポノポノも……。『あたらしい自分になる本』『自由な自分になる本』に書いてあることはほとんど実践したんじゃないかというくらい、心身を浄化していった。

⑲「非暴力コミュニケーション」
NVC（Nonviolent Communication）。心理学者マーシャル・ローゼンバーグによって体系づけられた方法で、相手とつながりながら、お互いのニーズが満たされるまで話し合いを続けていくコミュニケーション。「観察（Observation）」「感情（Feeling）」「ニーズ（Needs）」「リクエスト（Request）」の４つに注目し、コミュニケーションで起こる問題やズレを整理していく

⑳いろいろな感情が溢れた
Ａさんによると、次のような感情が溢れてきたとか。「父への怖れ、ただただ認めてほしいだけという欲求、今までは抑えられていたけれど、ついにいっぱいになって溢れてきた怒り（主に、父に、自分に）、悲しみ、今まで何もできなかった自分への無力感、『足るを知る』に目を向けられない罪悪感、そんな自分を責める気持ちなど。それとは裏腹に、父への尊敬、好意の気持ちもあり、自分のようには感じていないと思われるほかの家族（父、母、兄）をうらやむ気持ちなど、さまざまな感情がないまぜになっていました」

㉑たのしみたいだけ
Ａさん、この本心に気づけてよかったと感じたそうです

㉒寝込んでいる自分が情けなくなって、責めてしまうんだ
この話を聞いて、これは、わたしの解釈だけれど、幼稚園生の頃に入院した時の「記憶」、その時にできた罪悪感かなと思いました

超もやもや期がやってきた！

そうして、とうとうやってきました、Aさんの、超もやもや期が！

誰から見ても、ヤバい！　というほど元気がなくて、顔にも態度にも「もやもや」が出まくった時期があった。あのもやもや期をどう表現したらいいかなあ、傍からみても「こころが不調そうだなあ」って感じ。意味もなく不安定で、つらそうな感じ（後で聞いたら、仕事場によくできる後輩が入ってきて、その子に対する嫉妬をきっかけにいろいろ考えすぎてしまって、苦しんでいたそう）。

で、ね！

Aさん、それを突破するために、何をしたと思う？

なんとなんと！

蚕を飼ったよ!!!

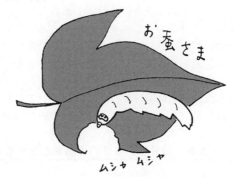

お蚕さま

ムシャ　ムシャ

（なぜ!?　って感じだよね。でも、その嫉妬の対象となる後輩という存在が現れたのも、蚕を飼うことになっ

たのも、なんというか、天の采配、大いなる自然の流れだったのかなあ……)

　蚕の世話って、知ってる？

　蚕って、桑の葉をものすごくよく食べる。だから桑の葉をまず大量に集めてこなければならない。それを1日数回あげて、見守り、フンの掃除をして、最終的に、うつくしい繭が完成するまで世話をするんだけれど……。

　このお世話を、Ａさん、とーーっても一生懸命やったそうだよ。桑の葉をあちこちから集めてきて、仕事中も休み時間になると、家に戻って、桑の葉をやりに行っていたとか……。

　そんな時、とても不思議なことが起こった！

　Ａさん、このお蚕さんにある日突然、ものすごく癒されるという体験をしたそうなの。

　蚕さんたちがもうずいぶん大きく育った頃のこと。突如、車の中で蚕のひたむきさを思ってグッと胸が熱くなり、わんわん泣き続けたことがあったんだって。何でも、蚕が、自分のいのちをただただまっとうする姿に癒されたのだそう。何の疑念もなく、桑の葉を食べて、糞をして、繭をつくる姿。そこから絹ができるということ。

　またその絹で、冷えとりができるという喜び、自分たち人間がその絹にお世話になっているという循環にも感動して、Ａさん、あることに気づいたの。

「ああ、自分も、自分の役割をただやるだけなんだ」
って。

　むう……蚕からの気づき……すごい……。

自然の生き物とみっちり対峙し、その生態を観察し、自分の手で大切に育てたこと、自然の大いなる循環を体感したことが、こころのデトックスにつながったのかな。

　このほかにも、幼い姪っ子が抱きついてきた時にも泣いてしまったことがあったそうだよ。この時もその姿の純粋さに泣いてしまったといっていたけれど、**「完全な自然」を見ると人は、本来の自分というものを思い出すのかもしれないね。**

　さらに、その蚕事件から、年が経ち……第何回めかのもやもや期の時に、ある、おもしろいことが起きたの！
　ここからは、また、続きでお話しするね。

（つづく）

㉓その絹で、冷えとりができるという喜び
冷えとり健康法では、お風呂に入っていない時には、服装で「頭寒足熱状態」をつくりますが、中でも、絹の5本指、綿（またはウール、麻など）の5本指、絹の先丸（先の丸い靴下）、綿（またはウール、麻など）の先丸……と、絹、綿、絹、綿と交互に靴下を重ねばきするのが特徴です。絹のソックスが冷えとりでは必需品であり、ここでは、お蚕さんから生まれた絹で毒出しをさせてもらっているという喜びについて指しています

☆今日いますぐできること
自分のインナーチャイルドに○○ちゃん（名前は、子どもの頃呼ばれていた呼び名や、ちいさい子どもにいうような名前が望ましい。例「みれいちゃん」

など）と話しかけてみる

◇近いうちにできること
インナーチャイルド、アダルトチルドレンについて
調べてみる

♡将来おすすめしたいトライ
インナーチャイルドの本を読む
インナーチャイルドのケアをスタートする
（過去の傷を思い出して、まずはその傷を認めると
ころからはじめる）

◎おすすめの本
『インナーチャイルドが叫んでる！―愛されず傷つ
いた内なる子どもをホメオパシーで癒す』
『愛じゃ！　人生をかけて人を愛するのじゃ！―ホ
メオパシー的生き方で根本から愛される人になる！』
『インナーチャイルドが待っている！―価値観に閉
じ込められた内なる子どもを解放する奥義』
『インナーチャイルドが願ってる！―感情の抑圧の
諸層から導かれるインナーチャイルド癒しのすべ
て』
『インナーチャイルドの理論と癒しの実践―初心者
からプロのセラピストまで』
（いずれも由井寅子＝著　ホメオパシー出版＝刊）
『インナーチャイルド―本当のあなたを取り戻す方
法（改訂版）』（ジョン・ブラッドショー＝著　新里里春＝
監修　NHK出版＝刊）

『前世療法とインナーチャイルド』（トリシア・カエタ
ノ＝著　大野百合子＝訳　VOICE＝刊）
このほか、アダルトチルドレン関連の書籍

■さらに深めたい人に
インナーチャイルドの傷に共感する
インナーチャイルドのケアを専門家について行う
インナーチャイルドの勉強に取り組む

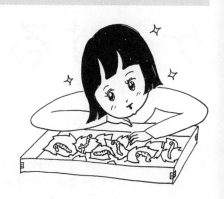

結びめが解けた先の自分を体験

インナーチャイルドをケアする2

自分の中に生き続けている
ちいさな自分＝インナーチャイルド。
その自分が、どういうことで傷つき、その感情を抑圧し、
また、そこからどういう思い込みをしているか……。
たいていの人は知らずに、いや、その存在にすら気づかず、
蓋をして生きているケースが多いと感じます。
ところが、日々を生きる中で現れる「問題」が
そのかつての「傷」や「未解決な感情」を
見せてくれることになるんですネ。
インナーチャイルドケア＝インチャ癒しを続けていった
Ａさんの身にとうとう起こったこととは!?

絶対にいやだと思うことに挑戦した

さて、Aさんの話の続きだよ。

Aさん、冷えとり健康法、瞑想、ホ・オポノポノ、呼吸法、さらにはホメオパシー、IH①、愛05②、前世療法③、ほか試せるものはどんどん試していった。そうして、インナーチャイルドのケア＝インチャ癒しにも精力的に取り組んでいった。

なんとなんと、インナーチャイルドケアの学校④にも通ったそうだよ！

こうなると、もう、とことん！　だよね。Aさん、がんばりやさんなんだ。勉強していく中で、Aさん、「インチャのケアというのは、とにかく自分のインチャに共感することだ」って、つくづく感じていったのだって。そうして熱心に、ていねいに、インチャと向き合い、今の自分が過去の自分に共感していった。

そうする間も、湿疹もよくなったり、また悪くなったりを繰り返したけれど、どんどん元気になっていった。顔つきも変わっていったよ。またその頃から、自分に対する家族の態度もおのずと変わってきたんだって。前より不思議とやわらかくなったっていってた。

そして、何回目かのもやもや期がやってきた。

主に、それは仕事上で現れたそうだよ。

Aさんの勤務する会社が、またあたらしいやりかたに改変が必要になった頃のこと。Aさん、どういうわけか、ものすごく頑固に、前へ進もうとしなかったのだとか。やってるつもりだったけど、実際は全然できてい

なかった（本人曰く、「蓋をしてポジティブにつくろう」という姿勢が抜けていなかったのだって）。変化を強く拒んだというか。打ち合わせをしていても、口を閉ざしてだまってしまうようなこともあったそうだよ。

　当時、周囲の人から、数年にわたって、
「Aさん、騙されたと思ってまずやってみては？　やってみてから、またどうするか考えたら？　やる前から、頭で考えて、ブレーキ踏まないで、騙されたと思って」ってよくいわれてたんだって。

　そんな時にね、Aさんの
知人が、突然、こんな提案を
したそうなの。
「Aさん、金髪にしてみた
ら？」
　最初、Aさん、モ・ー・レ・ツに‼
抵抗した‼
「絶対にいやです‼‼‼‼」って。
　でも、その知人は、「いやあ、本当は（自分がやってみなかったことをやってみるなら）なんでもいいけれど、Aさんには、金髪がいいような気がするよ！　思い切ってやってみたら！　いやだったらすぐに黒髪に戻せばいいよ」と、説得したらしいの。
　その人は、Aさんが、古い価値観を手放す、「お父さんがいやがりそうなことをあえてやる」という点で金髪にするのがどうもよさそうだなと思ったんだって。もっといったら、Aさんが、絶対にいやだということを「素直にただやってみる」ということがいいのでは、と思っ

たそうだよ。それが、「騙されたと思ってやってみる」の一番いい体験だと思ったって。何より、Ａさん、金髪がきっと似合うから、その時に、自分も周りもそれを受け入れた時にきっといい体験ができるのでは？　と思ったそう……。賭けといえば賭けだったらしいけれど……。

（ちなみにこの時期はいよいよＡさんの「親離れ」の時だったのかもしれないね）

　で、ね、この時も突破口を探していたＡさん！　それから1週間くらいして、とうとう、金髪にしたの!!

（金髪にしょっちゅうしているような人からしたら、「どうしてそんなに勇気がいるの？」って思うようなことかもしれないけれど、ここは、自分にとって最高にいやなこと、自ら禁じていること、苦手なことをやる、というイメージをもってみてね）

　そうしたら!!!!

　ららら!!!

　じゃん！

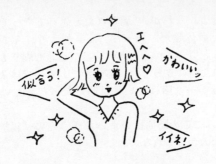

　まずもってめちゃめちゃかわいかった！　たくさんの人から「かわいい!!!」といわれたよ。本人も「実際にやってみた」ら、その前に思っていたのと違ってたという体験ができた。

　Aさんの中で、何かがはっきりと変わった瞬間だった。「なんだ、わたしがいやだ！　と、しがみついていたことってこんなことだったんだ」とわかったんだって。

　また、金髪にした自分が注目されたことで、今まで自分の存在感の薄さに悩んでいたことも思い出したとか。金髪にしたら、みんなから注目されるようになって、「はじめて会う人からも、金髪にするくらいで1回で存在を覚えてもらえるんだ！　なあんだ、こんなことで覚えてもらえるんだ」と自分の思い込みが、すべてをつくりだしていたことが腑に落ちたのだそう。

　金髪にして、もやもやが吹っ飛んだ！　というわけ。

　この時期のAさんの「抜け」具合はすごかった！本当に、ああ、本来のAさんってこんなに自然ですてきなんだ、という感じになっていったよ。

そして、とうとう、ある扉が開いたの⑥ !!!
その時、誰もが想像し得なかったような扉が…… !!!

① IH
インテグレイテッド・ヒーリング。118 ページ④参照
②愛 05
118 ページ⑧参照
③前世療法
224 ページ⑩参照
④インナーチャイルドケアの学校
日本ホメオパシー財団日本ホメオパシー医学協会認定のホメオパシー統合医療専門学校であるカレッジ・オブ・ホリスティック・ホメオパシー（CHhom）主催のインナーチャイルドセラピスト養成コース。2017 年 12 月に A さんは、インナーチャイルドセラピストの資格を取得
⑤存在感の薄さに悩んでいたこと
子どもの頃、部活のコーチや親に存在感が薄いといわれて、すごくそのことばがこころに残っていたのだとか。人に自分のことをなかなか覚えてもらえないという体験も多かったのだとか
⑥そして、とうとう、ある扉が開いたの
A さんの当時の手記にはこんなふうに書いてありました。「（金髪にして）古い価値観を手放す方法、勇気の出しかた、軽やかな心境を体得してからというもの、こころが少し自由になりました。これが本来の自分に戻るということなのかな、と思っていた矢先、少し軽やかになったわたしを、まるで、何かが自然と導いてくれるように人生が思わぬ方向へ流れていきました」。そう、ここからの展開こそがすごかったのです

いよいよ運命の仕事に就く！

　あれは、12 月のことだった。たまたま何かの流れで、A さんとわたしが会って、喫茶店でお話しする機会があったんだよね。そうしたら、なんか思わぬ方向に話が流れていって、今思っても本当に不思議なんだけれど、

Ａさん、整体師の資格を取ったら？　という話になっていったの。それまでも整体師目指したら!?　って、みんなによくいわれてたのだって。

それまでも、（整体師である）お父さんと仲のよいＡさん、実際によく、お父さんの診療を受けていたんだよね。Ａさんは、先祖代々からだに携わる仕事をする家系に生まれて、お父さんは整体師として、活躍しておられた。その流れでいくとＡさんも整体師になるのかなと思っていたけれど……でもＡさん、「体力的に大変だから、女性には向かない」と子どもの頃からずっとお父さんにいわれ続けていたそうで、まるで整体師になるなんて考えていなかったのだとか。

ところが、傍からみていても、Ａさんって、冷えとり健康法とか東洋医学とか、治癒に関することとかに人一倍興味があるし、とても熱心なんだよね。これはやっぱり「血」かなあと思っていたよ！　でもそれまでは頑なに、拒んでいた。

でも、この日は、はじめて真剣に、その話になった。

Ａさん、またもや、大泣きしてた。

何の涙だったのか。

これまたいろいろな涙だったのかもね。

それで、金色の髪をしたＡさん、ゆっくり考えてみますといって帰っていったよ。

そうして、10日後のこと!!

たった10日後！

話があるといわれて、Ａさんと会ったら、

「わたし、整体師になります！」

という報告が……。

　なんでも、あれからすぐに親や親戚とも話し合いを進め、全員がすぐにイイネ！　と認めてくれて……もう、青信号ばかりだったっていってた。すべてがとんとん拍子だったって。

　今思ってもあの喫茶店での一連の流れは不思議だった。

　もう、気づけば話の流れが整体師になる話になってて、気づいたらＡさん大泣きしてて……。今思うとだけれど、誰かに喋らされたみたいな感じ。Ａさんの医療従事者だったご先祖さまたちがＡさんの背中を押したのかしら。いや！　Ａさんの潜在意識、<u>ウニヒピリ</u>、うん、⑨インナーチャイルドが、もっといえばＡさんの真我がわたしたちにこの話題をさせたような気がする。本当に、そうとしかいいようのない体験だった。

　Ａさん、自分自身をどんどん浄化していくうちに、自分の「思い込み」や抑圧されたままの感情、傷の解放を行うなかで、また、頑なな自分というもののたまねぎの皮をむいてむいてむいてむいていくことで、何より、<u>毎日の仕事や自分の役割に真剣にまた素直に取り組んでい⑩くことで</u>、……シンプルな自分の本質、本来の自分がある日、ぽこっとあらわれたという感じ。

　最後の卵を割ってみたら、Ａさんの「役割」が待っていた。

　そして、ここまで読んでくださったみなさん、本当の意味で驚くのはここからです。

Aさんネ、整体師になると決めて、入学試験も無事合格して、いよいよその春から勉強をはじめたよ。朝から昼過ぎまで学校へ行って夜働くという勤労学生になった。

　そうしたら！

　ららら！！

　これまで何をやっても、また戻っていた

**手をはじめ、からだの湿疹が
すっかりきれいになってしまったの！！**

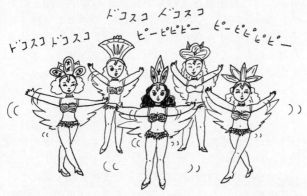

サンバ隊も祝福

　いま、Aさんの手を見ても、本当にすべすべ。冬になると乾燥しがちになるそうだけれど、あの湿疹が悪かった頃のひび割れや、カサカサだった症状は跡形もない。

　あくまでこうなってみて今思えば、なんだけれど……。

　Aさん、整体師になるべく、この過程を体験すべく、

湿疹を体験したの？　という感じ。治療家になるべく、からだの不調を体験し、インナーチャイルドの傷を癒してきたのかと……。

　だって、手って、治療をする手だよ。治療をしようと思ったら、すっかり治っただなんて!!!!!!

　はあ。

　もう、胸がいっぱい。

　家庭の中で受けた傷があり、でも、同時に大好きでもあり、ライバルでもあり、さまざまな側面がある親子関係の中、いよいよ、その、父と同じ治療家になる、と決意しみんなから同意を得た[11]、そのことによるＡさんの変化たるや！

　手の湿疹が治ったこともだけれど、さらにものすごく美人になったの！　Ａさん、もともと美人だったけれどさらにびっくりするほど、きれいになった。ますますどっしりして、自信が出てきた。仕事も前よりもっともっとできるようになった、ともいっていた。

　人って、ああ、こういう具合に、本当の意味でうつくしく輝くんだと、しみじみ感動してしまったよ！

⑦整体師目指したら⁉　って、みんなによくいわれてたのだって
Ａさんの友人がお腹が痛くなった時に、Ａさんに、半ば冗談で、「氣を送って〜」といって送ってもらったら、本当にすぐに治ってしまった経験があったとか

⑧お父さんの診療を受けていたんだよね
不調の時によくお父さんに治療をしてもらっていたそうです。Ａさんは日常に治療のある暮らしをずっとちいさな頃からしていたわけです

⑨ウニヒピリ
ハワイの問題解決法「ホ・オポノポノ」のインナーチャイルド、潜在意識のある側面にあたるもの

⑩毎日の仕事や自分の役割に真剣にまた素直に取り組んでいくことで

これが本当に大事な気がする……
⑪父と同じ治療家になる
Ａさんの当時の手記から。「もうひとつ心境の変化がありました。今まで表面上は感謝をしていて尊敬していたつもりだった治療家である父のこと。その父を支える母のことを、こころから尊敬し、底知れぬ感謝の気持ちをもつようになりました」

あるがままの自分を受け入れる

　Ａさんは、個人的にも、心身を癒すことに興味があり、また、そういう職業に就くという気概もあり、インチャのケアに積極的に関わってきた。

　インチャの傷とは何か。Ａさんは、こんなふうに話してくれた。

　あるがままの自分を愛してもらえないという傷、だって。

　Ａさんは子どもの頃、テストや部活ができたら褒められたけれど、できないと、「おまえは、できない子」「おまえは、ダメな子」といわれたんだって。Ａさんの目には、親御さんの、いつも人に白黒をつける、外面（そとづら）がよくて、人目を気にしているところがいやだったんだって。完璧じゃないとダメという雰囲気を家庭の中にいつも感じていた、と。

　特にＡさん、『毒になる親』⑫という本を読んでさらに気づくことがあった。
　それは、家の中に明らかに
　・ことばの暴力があった⑬

・心理的な虐待があった
ということだった。

　Aさんは、明らかに問題の多い家の子を見るとわかりやすいという理由で嫉妬するほどだったそうなんだけれど、ある人に自分の話をした時に「それ虐待じゃん！」といわれてむしろうれしかったんだって。

「ああ、自分は傷ついていいんだ」って。
傷ついた自分をいなかったことにしていた、
それがしんどかったんだって。

　インチャの授業で、こころの傷も、からだの怪我と同じだから、ひとつひとつ、思い出して、それをケアするのが大事、そうすれば癒える、と教えてもらったことが本当に救いになったそうだよ。Aさんは、悲しみ、嘆きを表現してこなかったんだよね。そういうものが、自分の中にはないと思い込んでいた。
　でもインチャを覗き込んだら、悲しみも嘆きも全部ぎゅっと丸め込んで、ラップに包んだ自分が見えたんだって。そうして、そのラップを剥がしたら……。

悲しみ、嘆きがいっぱいあったの！！！
　Aさん、こういってたよ。「**傷ついていたという認識ができたのが本当によかった**」って。

　今では、インチャは丸まったラップから出て、ことあるごとに、日常的に会話があるそうだよ。インチャの個

141

性もよく見えるようになってきたって。

　ちなみに、今では親御さんも自然と変化し、「Aがよければそれがいい、好きなことしたらいい」とやさしくなったのだって。

　Aさん、最後にすごく印象的なことをいっていた。
「インナーチャイルドが傷ついたままになっていた時というのは、自分が自分のことを認められていなかった。でも、自分で自分のダメなところ、できないところをまず自分が認めるだけでいい。それができていないせいで、とても大変な思いをした。でも、あるがままの自分を自分が認めたら、本当に世界が変わった」って！

　これは、本当にマジックのトリックみたいだっていってたよ。

　「自分は、悲しみも嘆きも見ないで、ポジティブな箱にすべて放り込んで、何も感じないふりをして、ダメなところやできないところに蓋をしていたけれど、周りのみんなは、自分のダメなところ、できないところもとっくにわかって、受け入れてくれていたことに気づいてすごく恥ずかしくなったんだ」って。

　今の自分には安心感があるそうだよ。生きづらさも少なくなってきたって。できない自分も全部ひっくるめて自分だとわかるって。それによって、自分を頼りにできるって。自分を頼もしく感じられるって。

　そもそも、人と自分を本当に比べなくなったといっていた。嫉妬する気持ち、優劣でジャッジする癖も段階的に手放しているって。事実をただ見る、という方法を得て、頭が軽くなり、楽になったって。負けてもいいんだ、

人に勝つことなんかよりも、インナーチャイルドがここちよいこと、楽であることが一番大切なんだ、と今も日常的に話しかけてるって。

⑫『毒になる親』

『毒になる親——一生苦しむ子供』(スーザン・フォワード=著　玉置悟=訳　講談社＋α文庫)
ちなみに、この本を読んでＡさんがよかったと感じたこと

・親のことばや態度はひどかったのだということがわかったこと
・親からのことばや態度が今の自分を呪縛しているということ、苦しんで当然であるということが書かれていて、今の自分が肯定できたこと
・子どもには責任がなく、すべて親の責任であるということもわかって楽になったこと
・成人して大人になった今、それを解決できるのは＝インナーチャイルドの傷をケアし、子どもの頃の自分を助けることができるのは、自分しかいないとわかったこと
・具体的な解決の方法が書かれていたこと
・毒になる親もまた、毒になる親から育てられた。家系への理解が深まると感じたこと
・親に助けてもらったこと、理解してもらっていたことも自然と頭に浮かんで、感謝の気持ちがでてきたこと

なお、Ａさん、この本を読んでいるところを親に見られたくないという気持ちがあったのだとか。インナーチャイルドの勉強も、あくまで治療家として勉強するのであって、自分とは関係ないという態度をつい親にとってしまうといっていました。親にインチャの話をした時も、親の態度が拒絶しているように感じられて、それ以上話すことができなかったそうです（2017年当時)

⑬ことばの暴力があった

「ダメな子」「できない子」とよくいわれ、なぜか、「橋の下で拾ってきた」とっといわれ続けていたとか。大きくなってからは、「色気がない」「臭い」などといわれることもあったそうです。冗談でいったり、悪気はない様子だったりしたそうですが、でもいわれると自分は傷ついて、笑って返せないと自分を責めていたとか。今でも、人からからかわれたりすると、からだがこわばるそうです。おもしろおかしく返したくてもそれができず、顔が引きつってしまったり、変な返しになったりしてしまい、それによってまた自分を責めたり、そのことをぐるぐ

ると考え続けてしまったりするとか。家庭の中には、笑ってごまかされたり、湧き出た感情を表現してもスルーされたり、重要なことだといっても取り合ってくれなかったりするムードがあったとも話してくれました

⑭**明らかに問題の多い家**
明らかに虐待されているとか、すさまじい貧困があるとか、依存症の人物がいるとかなど、その家庭以外の人からみても「問題」があることが明らかである家

⑮**本当に救いになった**
以前は、インナーチャイルド関連の本を読んでも、自分のインチャは元気だと思っていたそうです。自分のインチャをポジティブに解釈し、事実誤認していたそうです。でも、本当は、事実に蓋をしていただけだったとあとから気づいたそう。ちなみに、Aさんがインチャの学校でいわれて救われたことばは

・親より子どもの霊性が高い場合、子どもは一見苦労する
・これといった大きなできごとがあったわけではないのに、トラウマなどと同等の生きづらさを感じる人は、感受性が豊かである

わたしは、Aさんは、インディゴチルドレンとかクリスタルチルドレンとかでもありそうだなとも感じています

安心してわたし自身でいる

　わたしが、ただ、わたし自身であること。その状態が、心地よくて、安心していられる。なんでもないことのようだけれど、これって本当にうつくしいことなんだと思う！　本来、わたしたちの魂は、うつくしい存在、なんだよね。
　でも、いろいろなことから、それが、隠されている。ただ、少しずつ少しずつ薄皮をむくように、あたらしい自分＝本来の自分になっていくと、どんどん自由になっていって、さらには、ただただ、とうめいな自分となって、自分の内側が輝くようになる。

Ａさんは、これからもまだまだ涙がこぼれる日があるかもしれない。立ち止まってまだ思い出していない傷に触れることもあるかもしれない。また、親との本当の対峙がいよいよはじまるのかもしれない。

　でも、今はっきりとわかることは、Ａさんは、これからどんなことがあっても大丈夫だ、ということなの。何かあっても必ず立ち直ることができる。自分の足で歩んでいける。どんな時も顔をあげて、自分の道を見つけていける。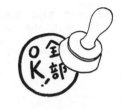

　これこそが、Ａさんが手に入れた本当の自由、自分への大きな大きな肯定の太鼓判なんじゃないのかな。

　インナーチャイルドが癒えるとは、あるがままの自分でいることがここちよいということだし、それは、本当の意味で、自分頼りに生きられるということだし、自由になることなんだと思う。

　本来のわたしでいるというのは、自分を解放し続けるんだね。

　そうなると、本当にもう、ただ在るというだけで、その人の存在といううつくしさによってものごとが自動的に動いていく世界になっていくよ。あたらしい時代は、そんな自分の輝き、うつくしさを体験する人がどんどん増えていくんじゃないかな。

　そう考えると、傷やいやな体験も、ありがたいとさえ思えるよね。いや、実際、艱難辛苦は、ありがたい存在なのかも。悪魔だって、本当は、天使なのかもしれない

⑰

ヨネ。

　Aさんの軽やかさと健やかさ、そしてうつくしい笑顔を見ていると、そんなことをしみじみ思ってしまうよ。

⑯とうめいな自分
無我の自分
⑰悪魔だって、本当は、天使なのかもしれないヨネ
「不食」で知られる弁護士・秋山佳胤さんから教えてもらった知恵です。秋山さんのユニークな知恵について詳しくは、『秋山佳胤のいいかげん人生術』(秋山佳胤＝著　エムエム・ブックス＝刊)をぜひお読みください

みれいコラム

このお話をもう少し
みなさまへ、みれいより

　子どもの頃に受けた傷や、未解決な感情が、もちろん、わたしにもありました。

　今思うと興味深いことなのですが、最初に勤めた育児雑誌の編集部でのはじめての仕事が「アダルトチルドレン特集」に寄せられたハガキをとりまとめることでした。ところが、苦しい子ども時代の傷を吐露するハガキを読みながら、「ああ、みなさん大変なんだなあ」と他人ごとのように思って眺めていたのです(！)。当時わたしは24歳。自分に傷や抑圧された感情があるなどつゆとも思ってもいませんでした。ただ、どこか、生きづらかった。でもそんなことも恋愛や音楽やお酒や何かでごまかして生きていたのです。

　ところが大人になるにつれ、30歳になった頃、とうとう、

蓋をしていた感情を机の上にずらりと並べ、親にすべて吐露するという機会が訪れました。当時、わたしの場合は、手紙で親にいいたかったこと、苦しかったことを勇気を出してすべて伝えました。大粒の涙を流しながら文章を書いたことを今でも昨日のことのように思い出します。『毒になる親』でいうところの親との「対決」をしたのがあの時でした。それから、せき止めていたものが外れたように、人生が大きく流れ出しました。

実父から性虐待を受けていた東小雪さんの著書に『なかったことにしたくない』があります。小雪さんは、ずっと重い重い生きづらさを感じて生きていましたが、子どもの頃に受けた傷があまりに深く大きく、虐待については記憶からすっかり消し去られていました。

ところが、こころの不調などに取り組んでいくうちに、ある日、実父からの性虐待、それを見て見ぬふりをしていた母の存在について思い出すのです。詳しくはぜひ著書を読んでいただきたいのですが、この本のタイトル「なかったことにしたくない」、この「なかったことにしない」ということが、本当に、「あたらしい自分」＝「本来の自分」に戻っていくために、とてもとても大切な関門のように感じます。関門というと大げさですが（通る前はとても大きな門のように見えるためにそう表現しました）、でも、生きていくために、また自分自身を本当の意味で大切にして生きていくために、とても必要なことのように思います。

生きていく上でのもやもやとした不調、わけもなく自信がない、自己肯定感がもてない、人間関係で「いつも何かしら問題」が起こる、こころが不安定、やたらと敏感で繊細、といった状況には、わたしははっきりとした原因があると感じ

ています。もやもやとした生きづらさには必ずちゃんとした
理由があるのです。

　からだやこころの浄化をし、エネルギーを充分に溜めなが
ら、でも、しかるべき時がきたら（決して無理をしないで、
焦らずに）、過去に抑圧した感情を「なかったことにしない」、
「生きづらさの原因と対峙する」ということが必要になるよ
うな気がします。ごまかさないで、過去の自分を観察する時
が、です。

　そうして、過去の傷や未解決な感情にまずは気づき、それ
を受け入れ、また共感していくことで、解放できることはた
くさんあります。今の自分の状態のまま、自分をたいせつに
し、足りないと感じることも含めて愛することがたいせつで
す。今が変われば過去も変わります。想像を超える安心の世
界につながる、あたらしい扉が開きます。

　勇気をもって、ぜひ、傷ついたちいさな自分を見つめる機
会をもってみてください。そうして大人である自分がその子
をあたたかく抱きしめてあげるのです。充分なケアをし続け
てほしいのです。もちろん、場合によっては、専門のセラピ
ストとともに行うこともとても大切だと思います。

　「掃除していない部屋」を抱えたまま生きていくのは、誰
にとってももやもやするものなのかもしれません。まずはそ
の「部屋」の存在に気づいて、対面し、いつの日か掃除に着
手する。このことがいかに尊い結果をもたらすか、Ａさんが
身をもって伝えてくれたように感じています。こころを開き、
たくさんのことを語ってくださったＡさんに、こころから感
謝を申しあげます。

☆今日いますぐできること
さまざまに湧き起こる感情を書き出してみる
（ジャッジしないで、ただ書き出すことが大切）

◇近いうちにできること
蓋をしている傷がないか点検する
（仕事や家庭などで、何か「問題」が起こった時に、
傷を点検しやすいです）そしてその傷を受け入れる

♡将来おすすめしたいトライ
さらなるインナーチャイルドのケア
（インナーチャイルドにことあるごとに話しかける）

◎おすすめの本
『毒になる親——一生苦しむ子供』（スーザン・フォワー
ド＝著　玉置悟＝訳　講談社＋α文庫）
『自分を好きになる本 NEW EDITION』（パット・パ
ルマー＝著　イクプレス＝訳　径書房＝刊）
『五つの傷—心の痛みをとりのぞき本当の自分にな
るために』（リズ・ブルボー＝著　浅岡夢二＝訳　ハート
出版＝刊）
『なかったことにしたくない—実父から性虐待を受
けた私の告白』（東小雪＝著　講談社＝刊）

■さらに深めたい人に
インナーチャイルドのケアを専門家について行う
インナーチャイルドの勉強に取り組む

いのちの秘密をより深く理解する

人はなぜ
生まれて
くるのか

インナーチャイルドケアのお話、いかがでしたか？
このページは、できたら、
インナーチャイルドの章を読んでから
読みはじめていただくといいかも！
（もちろん、この章を読んでから
インナーチャイルドの章を読んでも。
いずれにしてもセットで読んでいただけたら！）
でもあくまで、わたしの現時点での
仮説として読んでくださいね。
（いや、仮説というより、妄想に近いかな！）
では早速はじめよう。レッツラゴン！

現段階でのわたしの仮説

突然、すごいタイトル……。

人はなぜ生まれてくるのか。

………………。

………………。

（遠い目）

………………。

いやいやいやいや、こんなことして、紙の無駄をしないで、本論に入るよ！

人ってどうして生まれてくるんだろうね。考えたことある？

えっ？　考えてもわからないからそもそも考えないって？　もちろんそれもありだよね。生きるって、ただただ目の前のことに取り組んでいくことそのもの。あらゆる体験をすることそのものといえる。過去も未来もなく、生きているって、生きている今、今、今、今、今、この集積のみ、というか……。「ただ在る」、以上。みたいなことでもある。

でも、ふとした時……特に自分自身が不調になった時、また身近な人の死を経験した時などに、人はなぜ生まれてくるんだろうって考えるのも自然なことかなと思う。

何か「問題」が起こった時なんかも、ネ。

　というわけで、ここからは、わたしの戯言タイム！
何の科学的根拠もなければ、誰かに教わったことでもない。ただ、112ページからのインナーチャイルド・ケアのことを体験したり、さまざまな本を読んだり、浄化の体験をするうちに、こんなふうに感じるようになっていった、という話だよ。

　あ・く・ま・で！　現段階での仮説として、まあ「みれいが妄想いってるワ」くらいにてきとうに聞いてくれるとうれしいな。

　では、さっそくはじめるよ。人は、何度も生まれ変わっている、という考え方がある。輪廻転生、というものだね。聞いたことある？　これも、信じてもいいし、信じなくてもいいと思ってる。実際、どうなるかは、死んでみないとわからないものネ（ウインク）。

　ただ、臨死体験した人の本ってたくさん出ていて、死
①
んだらどうなるか、なかなか真に迫る様子を読むことができておもしろいよ。読むだけで、自分の知覚や意識の幅が広がる！　そのほか、チャネリング本とかね。つい
②
最近も『シルバー・バーチの霊訓』にハマッたばかりだ
③
よ（オモシロカッタ！）。

　まあ、こういったチャネリング本、真偽のほどは、なんともいえない。だって、自分で見たわけではないからね。感覚で捉えるしかない。でもサ、とにかくわたしにとってはものすごく惹かれる世界。読むとワクワクして、こころがのびのびしてくる！　ある意味、どんなファンタジーを読むより、ファンタジックだし、ロマンティックだし、かつ、クールになれる感覚もある。意識が広が

って、同時に、頭は覚めている、という感じかな。無、というと大げさだけれど、でも、ゼロみたいな感覚、今まで見ていたものをまったく違う角度から見る、という体験ができる感じがあるんだよね。

あ、で、「人はなぜ生まれてくるのか」という話だった!

そう、これからお話しすることは、人は、輪廻転生している、ということをここでのとりあえずの大前提とさせてネ。だから、死んだらもう何もかもおしまいと思っている人も、生まれてくる前や死後の世界なんかないやい! と思っている人も、まずは、仮説として、輪廻転生を基軸にこれからのお話を読んでみてね。

①臨死体験した人の本
『臨死体験』(上・下)(立花隆=著 文春文庫)、『「臨死体験」が教えてくれた宇宙の仕組み』(晋遊舎=刊)、『生き方は星空が教えてくれる』(サンマーク文庫)いずれも木内鶴彦=著、『「死ぬ瞬間」と臨死体験』(エリザベス・キューブラー・ロス=著 鈴木晶=訳 読売新聞社=刊)、『原典訳 チベットの死者の書』(川崎信定=訳 ちくま学芸文庫)、『前世療法─米国精神科医が体験した輪廻転生の神秘』(ブライアン・L・ワイス=著 山川紘矢、山川亜希子=訳 PHP文庫)などなど、臨死体験についての書籍が多数出版されています。興味がある方はぜひ読んでみてください
②チャネリング本
媒介者を通して(チャネリングして)、高次の存在が、語る本のこと。『セスは語る─魂が永遠であるということ』(ジェーン・ロバーツ=著 ロバート・F・バッツ=記録 紫上はとる=訳 ナチュラルスピリット=刊)、『シルバー・バーチの霊訓』シリーズ(潮文社=刊)、エドガー・ケイシーの本、『プリズム・オブ・リラ─銀河系宇宙種族の起源を求めて』(リサ・ロイヤル、キース・プリースト=著 星名一美=訳 ネオデルフィ=刊)、『バシャール』シリーズ(ダリル・アンカ=著 VOICE=刊)など
③『シルバー・バーチの霊訓』
『シルバー・バーチの霊訓〈一〉』(アン・ドゥーリー=編 近藤千雄=訳)※巻

数によって編者は異なる。英国で1920〜80年まで真理を語り続けた霊界のメッセンジャー。約3000年前に地上生活を送ったことがあるとか。イギリス人のモーリス・バーバネルを専属霊媒として選び、バーバネルが他界するまでの60年間、さまざまな霊言を残しました

④死んだらもう何もかもおしまい

輪廻転生を信じる立場からしても、ある意味「この人生は一度きり」なわけだし、今のこの肉体をもった人生は一度きりで、生まれてくる前のことを、肉体をもった時点で基本、忘れてしまうのだとしたら、やはり、死んだら何もかもおしまいといえるとも思っています。いずれにしても、死生観に自由あれ！　ですよね。

なお魂の転生については、『レムリア＆古神道の魔法で面白いほど願いはかなう！―古代日本の「祈り」が起こす奇跡』（大野百合子＝著　徳間書店＝刊）の説明―肉体の過去世と魂の過去世、2つのラインから成り立っている―が、本当にわかりやすかったです。ご興味のある方はぜひお読みください

生まれてくる前に

　まず、人は、あちらの世界にいる間、つまりは、生まれてくる前に、自分の魂を磨くための最高のテーマを考えてくるみたいなんだよね。使命というか、なんというか。主旋律となるメロディを決めてくるというか。

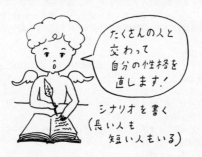

で！　そのテーマ（使命、主題、主旋律、呼び名はなんでもいいよ）を学ぶのに最高の家庭はどこかなと天空から、地上を見て、家族選びをする。子どもは親を選んで生まれてくるってやつだね。⑤

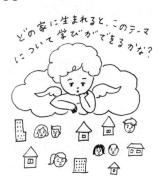

どの家に生まれると、このテーマについて学びができるかな？

そして、最高の家族を決めるよ。ちなみに、おかあさんを天空からのぞいて選ぶ理由、池川明さんの本によると⑥
第1位が、やさしそうだから
第2位が、かなしそうだから
なんだって！

ただ、「自分が行って笑顔を取り戻させたい」と思って、お腹の中に入ってみたはいいけれど、おかあさんの様子が天から見ていたのと違ってあまりに大変そうで、ほとんどの子どもが後悔するらしい。
　もう、天空に戻りたい!!!　と思う魂もいると聞いたこともあるよ（苦笑）。

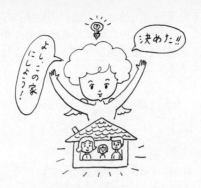

　もちろんネ、魂を磨くためだから、自分のテーマを最
高に学べるそんな家族を選ぶよ。ほら、筋肉鍛える時、
あらゆるマシーンを使って筋トレメニューつくる人って、
いるじゃない？

　魂もどうやらそれと一緒で、「よし！　学ぶぞ！」っ
てヤル気まんまんの魂って、自分にとって、それなりに
過酷なトレーニングができる家を選ぶみたいだね。つま
りは、ものすごい苦労するとか、大変とか、しんどいと
か、そういう家族（もちろん、そこには、その家族との
過去生での因縁なども含まれてるのかなと思うよ）。

　さて、そうして、その家に生まれるよ！

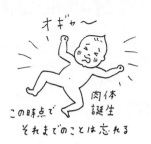

オギャ～

この時点で
それまでのことは忘れる

肉体
誕生

はい。ここで、それまでの生前の記憶は基本、なくなります（近年では覚えている子どもも増えていますが）。
　テーマだって忘れちゃう。そうして、自分が決めてきたテーマを一生通して学べるような家庭での体験をします。

　で、そう！　たとえばこの時に、体験するのがインナーチャイルドの「問題」！！！

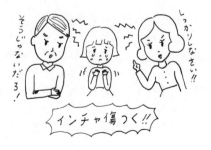

そうじゃないだろ！

しっかりしなさい！！

インチャ傷つく！！

　ジャジャーーン。知らないうちに、傷つくんだよねー。感情を抑圧したり。あと、いろいろな思い込みを自分に

157

身につけていく。たとえば、自分の性格を直す、がこの
人生でのテーマだとしたら、本当に性格の悪い親のもと
に生まれるとかね。思いっきり、性格が悪くなるような
体験をするとか。

　自分に埋め込まれている「記憶」を通して、家庭生活
の中で何かを体験したり、あとは、学校や仕事場、地域
などで、それ相応の体験をしていくよ。そうして、

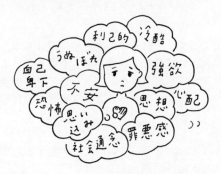

　もう、自分のこころに、社会通念、思い込み、恐怖心、
罪悪感、不安、心配、うぬぼれ、ずるい気持ち、自己卑
下、正義感、性格、こころの癖（利己的、冷酷、強欲、
傲慢）、思想信条、ありとあらゆるものを身につけてい
く。この時は、まだまだ「自分が自分が」と「我」がす
ごい時期。自分のことで必死な季節。

　そうして、成人する頃には、立派に、着ぐるみを着て
しまう！

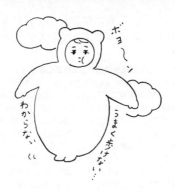

着ぐるみを着ているから、

・生きている実感が湧きづらい
・うまくスムーズに歩けない
・ものごとが現実感をもって受け止められない
・自分で自分がよくわからない
・本心がよくわからない
・いつも自信がない
・何をしたらいいかわからない
・頭がもやもやしている
・動きづらく、いらいらしたり、鈍くなったりする
・「問題」が多発する

などの状態に陥る。インチャ（インナーチャイルド）
癒しをはじめる前のＡさんを思い出すといいかもね。
そりゃそうだ、着ぐるみを着ている自覚もなしに、着ぐ
るみを着た自分＝自分だと思っているから、とにかくな

んだか生きづらい。でも、だからこそ、いよいよ、ここからいろいろな体験がはじまっていくんだネ。

⑤家族選びをする。子どもは親を選んで生まれてくる

わたしの知人の子どもで、生まれる前の記憶をもっている子どもがおり、映像のような形でいくつかの家族を見て、「これだ！」と自分が生まれる家族を自分で決めたという話を聞いたことがあります。産婦人科医・池川明さんの本にとてもくわしいです。なお最近では反対意見も若干あるようですが、わたしは、「自分の人生を自分自身で乗り越え、切り開く」「輪廻転生の大きなうねりの中で今の人生を捉えられる」という側面から、とてもすばらしい、ひとつの見方だというふうに感じています。たとえばもしも自分に子どもが授からないとして、それを「選ばれなかった自分」などと思うことは毛頭なく、自分自身で子どものない人生のシナリオを書いて生まれてきたのだ、そこから何を体験するかどうかなのだ、と解釈するのがシンプルであるように思います。いずれにせよこれはあくまでわたしの世界観ですが、この宇宙や世界は慈愛に満ちており、許しや愛のマインドで本来は満たされているのではないか、最初から人々は許されてこの世に生まれいでるのだ、存在するのだ、というふうに最近では感じています

⑥池川明さんの本

『子どもは親を選んで生まれてくる』（日本教文社＝刊）ほか多数

⑦生まれるよ

『スピリチュアルかあさんの魂が輝く子育ての魔法』（大野舞＝著　KADOKAWA＝刊）によると、人間のからだは、宇宙から来た「魂意識」と地球生まれの「肉体意識」でできているのだとか。ただし、生まれてきてすぐに肉体と魂が一つになって協力し合うのではなく、生まれてから7歳までは「肉体意識」が優勢なのだそうです。「肉体意識」は「サバイバル」が目的で、7歳くらいを境に、「魂意識」（魂のキャラクター）が表面に出てきてはじめて、急にこの頃に性格が変わる子どももとても多い、とも。つまり、肉体の性格と魂の性格とのコンビネーションで人格はつくられていく、ということなのだそうです

⑧インナーチャイルド

112ページ参照

⑨利己的、冷酷、強欲、傲慢

冷えとり健康法ではこころの乱れは「傲慢・冷酷・利己・強欲」の4つあり、それぞれに対応する内臓があると考えます。傲慢だと肝臓・胆のう系統の血管が縮み、病気になりやすく、冷酷だと心臓、血管系統が悪くなりやすく、利己的だと消化器を悪くしやすく、強欲だと肺、大腸、皮膚病、潰瘍性の病気、ぜん息にもなりやすいと考えるそうです。＊参考図書『新版　万病を治す冷えとり健康法』（進藤義晴＝著　農山漁村文化協会＝刊）

⑩インチャ（インナーチャイルド）癒しをはじめる前のAさん
115ページ参照

着ぐるみを脱いでいくと……

さて、着ぐるみを着たわたし、から話をはじめよう。

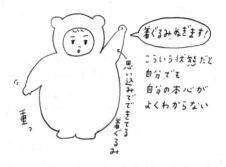

一生、この着ぐるみを着たまま終える人もいる。ただ、どうやらたいていは、この「着ぐるみ」が理由で、何らかの「問題」が起こる。そう、「問題」は、自分が用意してきたテーマに気づくべく、そのテーマを学ぶべく、起こるんだよね。学校、仕事、家庭、人間関係……。病気になったり、事件があったり、苦労をしたり、かなしいできごと、悔しいできごと、その中で着ぐるみに気づき、自分のテーマに取り組むことになる。取り組めば取り組むほど、この着ぐるみが脱けていき、それとともに我（エゴ）も取れていく。場合によってはカルマが清算され、自己が解放されていく。

薄皮をはがすように、少しずつ、少しずつ。

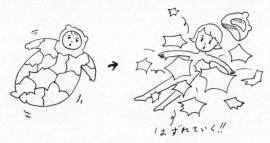

はずれていく!!

　『あたらしい自分になる本』や『自由な自分になる
本』（ともに、ちくま文庫）、『自分をたいせつにする本』（ち
くまプリマー新書。この本はこのテーマで一冊書いたものです）、
また、この本で、おすすめしている知恵やヒントは、こ
の着ぐるみをどんどん脱いで浄化するためだともいえる。
加速させるといったらいいかな。そうして脱げば脱ぐほ
ど、あたらしい自分になっていく。あたらしい自分とは、
本来の自分のことだね。
　もっといえばもともとの魂の姿になっていく、という
わけ。
　軽いから自由だし！

　そうしてもともとの魂の姿になった自分っていうのは
うつくしいよ。
　そう、本来の自分自身というのは、誰もが光り輝く存
在なの。

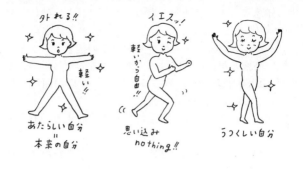

タオれる!! 軽い!! あたらしい自分 = 本来の自分

イエスッ! 軽いかつ自由!! 思い込み nothing!!

うつくしい自分

　なぜなら、本来の自分自身の中には、必ず神性が宿っていて、それがおのずと光り輝くからね。

　なお、この過程で、テーマを思い出す人もいれば、思い出さない人もいる。思い出さないまま、テーマに取り組んでいるということだってありうる。「性格を直す」がテーマの人は、性格を直さざるをえない体験が起こって、おのずと性格を直すことに取り組むことになる。気づいたら性格が直っているというわけ。

　この状態になると、本当に気づきがたくさんになる。目に見えるものからメッセージを受け取れる。シンクロニシティが増え、すべてが自動的で、自然になり、調和的で、スムーズになる。心配や不安、恐怖心から何かを行うのではなく、愛から行動するようになる。悩むこともあるけれど、解決も早いよ。何か、とてもきれいに掃除された管みたいになっているってわけ。

　ちなみに、こういう自分という管を掃除する知恵（浄

化の知恵）って、大昔からあったんだけれど、特にこの、1960年代あたりから、どんどん、一般の人に広められているみたい。もともとは、ヒマラヤの聖者とか、とても偉い高僧とか、高い霊性の人だけのものだった。ところが、1960年あたりから、こういった知恵が開示されたというのは、大勢の人の霊性が一気に高まる、そういう時代に入ったのかなと勝手に思ってる。まあ、あくまで仮説だけれどもね。

こうやって人の意識は進化して、どんどん我がなくなっていくのかなって。

⑪本来の自分自身の中には、必ず神性が宿っていて
拙著『わたしの中の自然に目覚めて生きるのです　増補版』（ちくま文庫）もご参照ください

魂を磨くために肉体をもつ

そうなの！
人はなぜ生まれてくるのかのわたしの仮説は、いたってシンプル。
魂を磨くため。魂の進化のためといってもいい。
でも、なんか、「磨く」とか「進化」とかいうと、いかにも「正義」「いいこと」みたいな感じがするよね。でも何か、こう、いわゆる「聖人君主」になっていくというわけでもない（結果、そうなっているかもしれないけれど……）。イメージでいったらただ、こう、きれいになっていく、きめ細やかになり、軽くなっていく、と

いう感覚……。で、それをまあ、暫定的に「魂を磨く」といってみることにする。

では、どうして魂を磨くのか。それは、きっと、こういうことだと思ってる。

どんな人も必ず肉体死を迎えるよね。そうすると、魂のかたまり（類魂）に合体するんじゃないかと思ってるんだよね。肉体にいるうちに魂を磨いて進化していると、その魂のかたまり全体の進化に貢献できるというわけ。

自分（魂）が磨かれていれば磨かれているほど、このグループ魂は進化する。で、宇宙には、この魂のかたまりがいっぱいあって、どんどん進化をしてる、進化をめざしているんじゃないかなあと思ってるんだ。

あと、この魂のかたまりの霊団みたいなのが、この地上にも影響してるんじゃないかと思っているよ。なんか、生きているのって実感があるから本当のことみたいだけれど、実は、こっちが映像みたいなもので、死んでからが本当なんじゃないかなと思ってるんだ。

つまり肉体として生まれて経験するってすごーーーーーーーーーーーーーーーーーーーーーく稀なことで、かつ、ものすごく貴重っていうか、まあ、とにかく、珍しい体験。で、生まれてくる前、死んだあとの世界のほうが、常態なのかなって。

一生ってすごく長く感じるけれど、実は、あちらの感覚からしたら、ほんの一瞬なんじゃないかなと思ったりもしてる。長い夢を見ているようなもの。でも、この地

165

上での経験は、ものすごく魂に刻まれて、そうして魂を磨く（自我は無化していく）働きがある。

　と、何か、そんな感じ。

　でね、わたしたちは、すぐに何にでも「意味」をつけようとするけれど（まさにこの章もそうだね）……わたしのイメージは、本当は、わたしたちは「ただ在る」だけの存在なんじゃないかなあ、と。意味はあとから自分たちのエゴがつけてる。

　それと同時に、この宇宙には、本当は、「いい｜悪い」って、本気で一切ないんじゃないかなって思ってるんだ。その代わりに、ただ法則だけが存在する。

　宇宙法則は、わたしが現段階で知っているのはこの３つ。

1　すべての存在は平等
2　類は友を呼ぶ
3　蒔いた種は刈りとる

　この体験をただただ繰り返してるだけなんじゃないかと……。でね。何度も生まれ変わって、どんどん魂が磨かれると、今度は、生まれ変わらなくなって、「あちらの世界」でみんなを応援したり、見守ったりする立場になるんじゃないかなあとも思ってるよ。

　そうして、さらにその立場を卒業すると、ただただ、

さん然と光り輝く光のかたまりに吸収されて、光として存在する、みたいになるのじゃないかなあと。そこまで、まあ行く人と行かない人がいるかもしれないし、自分が体験したわけじゃないから、わたしの想像の世界として聞いてね。

　でもサ、もし、仮に、だけれどもし本当にそうだとしたら、わたしは、だよ、いろいろなことに合点が行くんだよね。

　どうして人は、いろいろな体験をするのか、とかサ。どうして、苦しみがあるのか。どうして、かなしいことが起こるのか。どうして、喜びがあるのか。ちなみに、ある説によると、すごく幸福で、なーんにも大変じゃない時っていうのは、魂は、そんなにたくさんは、磨かれないのかもって（軽くなったりしないというか）。あちらの世界とこちらの世界っていうのはどうも逆みたいなんだよね。

　これも別の人の説によると、ものすごく大変な人生（魂ガンガン磨く系の人生）と、そうでもない平凡で幸福な人生（魂はそんなに磨かれない系の人生）とを交互にやってるって話も聞くことがある。

　だから、本当に人と自分を比べることには意味がないことなんだよね。ちなみに、魂の気づきってこんなふうに進化を遂げるように感じているよ（次ページ図）。

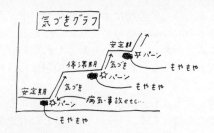

　安定期や停滞期を経て、またもやもやしてそうしているうちに、何か「問題」が出てきて、それに取り組むうちに、気づきが出て、魂がぐっと磨かれる……。バイオリズムは完全に、人それぞれ違うけれど、でも、気づきという側面だけを見るとこういう進化を遂げているのかなと思ってる。

　まあね、こういうことを知ったり、わかったからって、即、目覚められるわけじゃない（目覚める人もいるかもしれないけれど）。でも、仮説にしても、こういうシナリオをどこかこころに置いておくと、いざという時、多面的にものごとを見ることができるかもしれないよね。あと、安易にものごとを白黒でジャッジすることが減るかも。ジャッジできるのは、宇宙の法則のみ、なのかもしれないよね。

　ホ・オポノポノのイハレアカラ・ヒューレン博士がいってた。人は、恋人や結婚相手を求めているわけじゃない、子どもを求めているわけじゃない、それらは全部「記憶」をクリーニングするためだって。それよりも、人が、本当に探しているもの、それは「自分自身」であること、そして自由であることなんだって。

こういう知恵が知られるようになった時代、やっぱり、これまでの「正しい」を卒業して、「たのしい」世界に入ることがあたらしい時代を生きるコツかなって思うよ！

　なにせ、着ぐるみを脱いだ自分を経験するのって、実はすごくここちのよいことなんだよね。そういった体験を何度か繰り返すうちに、なにか、自分の中に感じるものが出てきて……。
　自分が軽くなるってすばらしい経験だよ。だから、どうか、自分の人生にやってくるものを恐れずに、どうぞどうぞ、本来の自分に戻る旅を、自分のペースでたのしんでみてね。

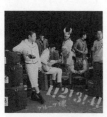

⑫グループ魂
はっ、クドカンのバンド名と一緒だ！（ここでは一切関係ありません）
🎵グループ魂『1!2!3!4!』（KRE）

⑬死んだあとの世界のほうが、常態なのかな
こんな詩もありますよね「（前略）さくらふぶきの下を｜ふららりと歩けば｜一瞬｜名僧のごとくにわかるのです｜死こそ常態｜生はいとしき蜃気楼と」（茨木のり子「さくら」より）

⑭一生ってすごく長く感じるけれど
こうやって肉体をもっていると、時間には過去、現在、未来があるように感じられますが、本当は時というのはすべてが同時なのだとか……

⑮もやもやして
インナーチャイルドの章、Aさんのもやもや期参照のこと（116ページ）

⑯「問題」
病気、悩み、事故、などなど。個人的には、冷えとりなどは、冷えを自分でとることによって「問題」（カルマ）を軽減するような働きもあるように感じています。なぜなら冷えとりをしていると、人生のできごとの中でも毒出し（めんげん）が起こるからです（人間関係が変わるなど）。アーユルヴェーダのヤギャ（専

169

門の僧などにより集中的に自分のカルマ浄化のために祈禱をしてもらう）もそう。なお、こうした浄化の折、何か重要なものを手放さざるをえなくなる場合も。でも、抵抗せず、速やかに、それを受け入れるほうが、次のステージへ行きやすくなる気がします。「ああ、これくらいで済んでよかった」と思うことも時には必要な気も（特に物質的な問題の場合は。潔く捨てるほうがスムーズに先に進める場合も多いようです）

⑰目覚める人もいるかもしれないけれど
『なまけ者のさとり方』（タデウス・ゴラス＝著　山川紘矢、山川亜希子＝訳　地湧社＝刊）などではいつでも、どんな状態であれ、簡単に悟れると書かれています。実際、悟りのメカニズムは非常にシンプルで、ここ数年人気の「非二元論」の世界などでも、気づいてしまえばシンプルというように、ごく速やかに悟りの境地に至る人も増えているように感じます

⑱ホ・オポノポノのイハレアカラ・ヒューレン博士
ホ・オポノポノとは古代よりハワイに伝わる問題解決法。1980年代にモーナ・シメオナという女性が、個人でもできるようにつくり直し、モーナの没後、弟子のイハレアカラ・ヒューレン博士が世界各地に広めました。すべて「問題」は100％自分の責任（自分の潜在意識中に眠る有史以来の人類の「記憶」が表出したと考えて）で、その「記憶」をクリーニングする。最も簡単なクリーニングツールは、「ありがとう、ごめんなさい、許してください、愛しています」の４つのことばをいうこと。このほかにも、潜在意識をクリーニングする方法がたくさん紹介されています。なおこの「自由がほしいのだ」というコメントは、『マーマーマガジン』7号（フレームワークス＝刊）でのインタビュー内でうかがったことです

☆今日いますぐできること
ひょっとしたら、生まれる前にテーマを設けてきたのかなあとぼんやり考えてみる（信じる必要はない）

◇近いうちにできること
自分の人生を子ども時代から、少しずつ振り返ってみる

♡将来おすすめしたいトライ

前世療法、IHといった自分の魂の個性に気づくワ
ークやセラピーを受けてみる
預言カフェ（118ページ）もおすすめ

◎おすすめの本
この章で紹介した本すべて
『アウト・オン・ア・リム』（シャーリー・マクレーン
＝著　山川紘矢、山川亜希子＝訳　角川文庫）
『自分をたいせつにする本』（ちくまプリマー新書）

■さらに深めたい人に
より多くの魂の旅を、この地上で探求し続ける

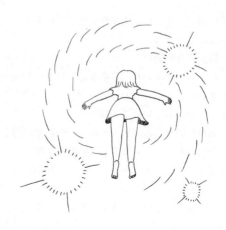

無意識の自己をうつくしくする

やっぱり、ことばは魔法

あらためて最近、ことばの重要性を感じています。
自分がいったことばは、
何より、自分自身が聞いている。
それがどんどん無意識の自己に刷り込まれていく……。
これってすごいことですよね。
逆にいえば、いつも「いいことば」を
無意識の領域に刷り込んでいったなら……結果は明らか!
ぜひ日々の自分がいっていることばの特徴を観察して、
意識的に変えて、またその後の自分をよく観察してみて。
今すぐにできるティップスから、
ユニークでシンプルなワークまでご紹介します!

ことばってやつは……

　最近ネ、つくづくことばってすごいなあと思いはじめてる。

　いや、ネ、もちろんことばの限界みたいなものもあるんだよね。わたし自身、ことばを使う仕事をこうして（今この瞬間も）しているけれど、ことばにはある種の制限があることを自覚してもいるよ。

　一方で、音楽とか、絵とか、写真とか、ダンスとか、あとは……目と目で見つめ合うとか……（うふふ）こう、ことばにならないところ、あえていうならすべての「間」に「間」に！　大切な感覚やすばらしい世界が広がっているんだよね。そういう、「ことば」にならない感じも、すごく自分の中で大事にしたいなって思ってる。

　まあ、だからこそともいえるのかもしれないのだけれど「ことば」の危うさゆえに、この「ことば」っていうものをわたしたちは、実は、そんなに厳密に使えていないかもしれない。

　「ことば」で自分の思いを表現するってこれってなかなか結構たいへんなことなんだよね。本心を知ってことばにしたり、ことばを的確に使うって、それなりのこと。

　で、サ。話したりする時に、なんというか、なぁなぁでことばを使ってたりすることってまだまだあるような気がするんだよね。たとえば、口癖。自分が育った家の中でよく交わされていたことばだったり、周りのみんながよくいうことばだったり……。これって、本当に本当の自分が選んだことばかな？　本当に本心？　なんて、考えたりすることもなく使ってることって案外多いかも

しれないよね。

ことばはエネルギー

　ことばって、口で発している時は目に見えないけれど
こうして書くと目に見えるものにもなる。音であり、意
味であり……そして、何より、これもひとつの「エネル
ギー」なんだよね。

　まわりの人をよく観察してみて。元気でおもしろくて
陽気な人、または、穏やかでゆったりしていてただ一緒
にいるだけでここちいい人。平和で調和的な人。その人
たちってどんなことばを使ってる？　逆に、苦手だなあ、
一緒にいてつらいなあという人って、どういうことばを
使ってるかな？　自分がビデオカメラになったような気
持ちで、「ただ録画する」気持ちで観察してみて。もち
ろん、自分のことばも観察してみてね。必ずなんらかの
特徴があるから。

　そう、必ず、人の発することばにはなんらかの特徴が
あるよ。

　陽気、陰気、前向き、悲観的、素直、捻くれてる、や
さしい、意地悪……もちろん、うつくしいことばを使う
人もいる。ていねいなことば、力強いことば、おもしろ
いことば、わくわくすることば。

　まず、そのエネルギーを感じてみて。愛のエネルギー
なのか、それとも、そうじゃないエネルギーなのか。も
っというと、いつも誰かをけなしている、バカにしてい
る、何かの愚痴をいっている、悪口をいっている、まわ

りの誰かについキツいこと
をいってしまっているとし
たら……それって、本当に、
自分にも、相手にも、ひ、
と、つ、も！！　いいこと
がない！　本当にないよ！
もちろん、悪態つく人に悪
人なし、っていうこともよ

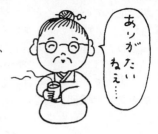

ありがたいねぇ…

くわかる。ただね、これって、どちらかというとおべっ
かを使わないって意味だったり、正直だっていう意味だ
と思うんだよね。もっともっと掘り下げていけば、やっ
ぱり、百害あって一利なしだと思うようになった。

　ネガティブなことばを発するじゃない？　それがネ、
何より自分の中に浸透する。しみわたってる。もっとい
うと潜在意識に浸透している。相手にももちろん浸透す
る。そうして、さらにはテニスの壁打ちのように、必ず
自分に返ってくる。何よりすごいなと思うのが、知らな
いうちに潜在意識に入り込んで、潜在意識が自分を静か
にコントロールすることなんだよね。

　もっというとね、いつも誰かをけなしている、バカに
している、何かの愚痴をいっている、悪口をいっている、
ついキツいことをいってしまう人っていうのは、通常、
そういったことを自分に対してしているともいえる。
　一方、自分の中に葛藤がなくて、自分を責めていなく
て、こころの中が平安で、傷を受容して癒えていたら、
誰かをけなしたり、バカにしたりする必要がなくなる気
がする。また、何か足らない、何かおもしろくない、何

か満足していない、そして感謝していない、そういう状態だと、人に対して、キツくなる傾向にあるみたい。

　でね。そりゃ、今の自分は今の自分だもの、内面をすぐに変えようったってなかなか難しい。だから「形から」入ってみるってわけ。どうかな。そうだ、今、この章を読んだ瞬間から24時間だけ試してみてもいい。早速、提案してみるよ。

さあ、さっそくやってみよう〜24時間トライ

・口からネガティブなことをいうのをやめてみる

・もしついネガティブなことをいってしまったら即座に訂正する（癖になっている人は、いったらすぐに訂正するか、いい直すようにしてみてね）

・次のようなことばを使ってみよう
　　ありがとう　ごめんなさい　すごいね　もっと聞かせて？
　　へえ！　それから？（相手の話を促すことば）
　　大好きだよ　うれしいなあ
　　それはいいね！　よかったね！　そうなんだね

・相手と話す時、すぐにジャッジしたり、批判したりせず、相手のことばを繰り返すなどして共感的に話す
　　例：そっか、◎◎ちゃんは、〜って思ったんだね。

---

① **そうじゃないエネルギー**
怒り、恐怖心、不安、心配、妬み、嫉みなどのエネルギー

「お疲れさま」に替わることば

　そうそう、わたしのつくっている雑誌の編集部ではね、ちょっと前まで、②スタッフ同士の挨拶って「おつかれさまです」「おつかれさまでした」だったの。そうしたらある時のこと。ヨーロッパでの生活が長かった女性がスタッフとして入ってきて「疲れてもいないのに、しょっちゅうお疲れさまというのがおかしな感じがする」と指摘してくれたの。確かに！　いや、実は薄々感じてはいたんだけれど、便利すぎて毎日使ってた。それで、最初は、「こんにちは！」といおうとかあれこれやってみたんだけれど、スタッフ同士一日に何度も顔を合わせるのに、そのたびに、「こんにちは！」もヘンだなあということになって……なんかだんだん、「おつかれさま」に戻っていってしまったんだよね。

　それから半年以上経った頃かなあ！　たまたま書店で、③松久正さんというドクターの本を見つけて読んでいたのね。そうしたら、④『ワクワクからぷあぷあへ』という本の中に答えがありました！　ありましたとも！　「おつかれさま」に変わるすてきなことばが！　そう、それは
……。

　「およろこびさまです」

177

っていうもの（わはは）。それ以来、うちの会社では、「およろこびさまです！」「およろこびさまでした！」「およろこび！」っていうことばが行き交っているよ。

いやあね、はじめから堂々といえたわけじゃなくて、最初使う時は、さすがに抵抗があった。なんか恥ずかしくていえなかったよ……。「おつかれ、はっ、いや、およ※△☆＊◎♪＊＊£ごにょごにょ」みたいな感じで（笑）。

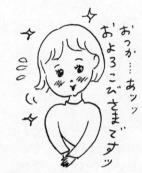

しばらくの間は、みんな、間違えて「おつかれ……」っていいそうにもなってた。「およろこびさま」っていえても、なんか、噴き出しながらいう感じ。ところが、1か月くらいしてからかなあ……誰もが、自然に「およろこびさまです！」っていうようになったの。しかもね、なんか、「およろこびさまです」っていいだしてからのほうが断然、社内が明るいの！

もともと、別に暗くもなかったんだけれど、より一層、パツン！　って感じで、みんなが元気で、陽気で、前向きになった感じ。意思疎通がスムーズになった。でも、いかにも「元気印」って感じで暑苦しいわけでもない。自然にね、朗らかな感じ。いやあ、これってすごいよ。会社の中に常に清々しい風が吹いてる感じ。毎日何度もいうことばは特に大事だなあと感じるようになったよ。

②わたしのつくっている雑誌

『マーマーマガジン』、『マーマーマガジンフォーメン』、『まぁまぁマガジン』など（くわしくは97ページ③へ）

③松久正さん

ドクタードルフィンの名で活動中の医師。日本で現代医療に10年従事。その後、アメリカでカイロプラクティックやエネルギー医学を10年学び、アリゾナ州セドナで宇宙の叡智に目覚めた。帰国後、2009年に鎌倉ドクタードルフィン診療所を開き、国内・海外から多くの患者さんが来院しているとか。著書に『ワクワクからぷあぷあへ──「楽で愉しく生きる」新地球人になる魔法』（ライトワーカー＝刊）、『高次元シリウスが伝えたい水晶（珪素）化する地球人の秘密』（ヒカルランド＝刊）、『「首の後ろを押す」と病気が勝手に治りだす──神経の流れを正せば奇跡が起こる』（マキノ出版＝刊）ほか

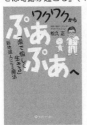

④『ワクワクからぷあぷあへ』

（『ワクワクからぷあぷあへ──「楽で愉しく生きる」新地球人になる魔法』松久正＝著　ライトワーカー＝刊）もがきながら生きている地球人が、もっとラクに楽しく「ぷあぷあ」生きる方法を、医師の立場や量子化学の観点から紐解く

自己暗示法で元気になった

　最近の発見でいうとね、とにもかくにも、エミール・クーエという人の存在。

　この本のイラストを描いてくれているイラストレータの平松モモコさんがね、ある時期、も、の、す、ご、く!!!!　体調が悪かったの。もう半年くらい。それはもう、とことん悪くなって、もう七転八倒する苦しみの

末、自力でネット検索したんだって。「自己暗示 なんとか かんとか」って。そうしたら。このエミール・クーエの自己暗示法にたどり着いたそうだよ。

この自己暗示法、ものすごい難病の人にも効果があったというものなんだけれど、ただ、こんなふうにいうだけなの。

「日々、あらゆる面でわたしは、ますますよくなっていきます」

英語でいうと

「Day by day, in every way

I'm getting better and better.」

だよ！（英語のほうがイメージしやすいという人もいるかも）

これを、朝起きた時、夜寝る前に、20回ずついうの。

ポイントは、「無心に童謡を口ずさんでいる子どものように、単純な気持ちで、努力せずに唱える」こと。朝、晩、規則正しく、ただただシンプルに繰り返すこと。

でね！ モモコさんは、この自己暗示法をはじめて1か月くらいからメキメキ元気になってきたんだって。体調がよくなって肌の調子がよくなって自分によりよい環境を選べるようになった。さらには、仕事もどんどん来るようになったって

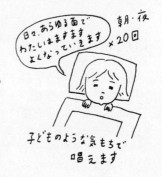

朝・夜
×20回

日々、あらゆる面で
わたしはますます
よくなっていきます

子どものような気もちで
唱えます

（スゴイ！）。毎日が充実し
はじめて、傍目から見てい
ても、この半年間の変わり
ようはすごい。モモコさん、
これまた自力で気づいたん
だけれど、子どもの頃から
からだが弱くて、すぐに
「疲れた」「もうだめだ」な
んてネガティブワードをよ
くいっていたそうなの。で

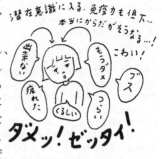

も、「それって、全部自分が聞いているなあ」って気づ
いて、いうのを一切やめたんだって。

　あ、あと、エミール・クーエの方法でいうと、「〜す
るのは簡単だ」という方法があるよ。

　たとえば、そうだねえ、

　「頭の固い大人を変えるなんて難しいよ」と、ついい
ったとする。これをいい換えるよ。

　「大人を変えるのは簡単です」

　どう？　「信じる｜信じない」はともかく、そういっ
てみる、ということが大事。あとね、「こんな世の中、
よくなるわけないじゃん！」これをいい換えるよ。「世
の中がよくなるのは簡単です」。あはは。なんか笑っち
ゃう！　どう？　ま、「いい換えるのは簡単です」って
いいたいところだけど！

　これも、本当に簡単だから、まず24時間、やってみ
て！　気に入ったら、翌日もやってみてね。

⑤エミール・クーエ

フランスの薬剤師で、のちに潜在意識へインプットする自己暗示法を生み出し、自己暗示法による治療者となる。数々の重い病気を治癒に導いた。『自己暗示』（C・H・ブルックス、エミール・クーエ＝著　河野徹＝訳　法政大学出版局＝刊）は本当におすすめです！

⑥ポイント

ポイントについて、同書ではさらにくわしく書かれています。「**まず、ひもを一本用意して、そこに結び目を二〇つけるがよい。これを用いれば、ちょうど敬虔なカトリック信者がロザリオでお祈りの回数を数えているのと同様に、最小限の注意をもってもって一般暗示の公式をくり返し唱えてゆける。二〇という数自体に特別な意味があるわけではない。ただそのくらいくり返すのが適当だろうというので採った数である。床についたら、目を閉じ、筋肉の力をぬき、らくな姿勢をとる。これは寝つく前に誰もがする予備行為にほかならない。つぎに、ひもにつけた結び目を手繰りながら、『日々に、あらゆる面で、私はますますよくなっていく』という一般暗示の公式を二〇回唱える。言葉は、声に出して、すなわち自分の耳に聞こえるくらいの音量で唱える。このようにすれば、その考えは、唇と舌、それと聴覚による印象でいっそう強められる。無心に童謡を口ずさんでいる子供のように、単純な気持で、努力をせずに唱える**」「**絶対に守るべき規則は、『努力しない』ということである。（中略）朝、目が覚めたら、起き上がる前に、就寝前と同じ要領で公式をくり返す**」『自己暗示』（C・H・ブルックス、エミール・クーエ＝著）より抜粋。なお、ここでいう公式とは、「日々に、あらゆる面で、私はますますよくなっていく」ということばのこと。わたし自身は紐は使わず、ただちいさな声でいうだけにしています。なお、唱え終わったら、**あとは無意識がそれを自然に実らせてくれることを確信して待つ**、ということも大事だそうです。そのほかこの本には、より高度な自己暗示法、自己暗示のしくみ、治療例、子どもや教育についての記述も示唆に富み、とにかくおすすめの一冊です

「ありがとう」の効力もすごい

　でね、このエミール・クーエ、わたしたちのまわりで大ブームになったよ。すぐにみんなやったの。そうしたら、本当に、みるみる、みんな、なんか、元気になるんだよね。元気になるだけじゃなくて、実際に人生が動きだす。これが本当にすごい。砂浴の章で紹介した、好転

反応で、会社を辞めたＹさんも、ある時から、このエミール・クーエをはじめたよ！

　そうしたら、本当に本当に、みるみる、毎日が変わっていった。

　まず、Ｙさんは、趣味でボードゲームのファシリテーターをやっていたんだけれど、クーエのことばを唱えはじめてから、すぐに！　ある雑誌から取材が入ったの。すごくない？

　その後、体調もみるみるよくなっていって、勇気を出して、会社に辞表を提出し、その時も家族もまわりもあたたかく受け入れて……。本当にクーエのことば「日々、あらゆる面でわたしは、ますますよくなっていきます」と、その通りになっていった。

　さらにね、このＹさんは、小林正観さんの「ありがとうをたくさんいう」もやった⑧よ。これも、すごくすごく、おすすめ。なんか、人生で、どうしようもない時あるじゃない？　もう、自分で抜けきれないような時。そんな時、冷えとり健康法の半身浴や足湯をしたりするのもすごくおすすめ。でも、それにぜひプラスしてみてほしいのが「ありがとう」を１万回書いたり、いったりするワークなの。

　ある時ね、わたしの知り合いで、波動測定器なるもの⑨を持っている方がいて、波動を測ってもらったことがあったの。その時に、その測ったメンバーの中に、邪気がたくさんあった人がいたのね。でもその場で「ありがとう」といったら一気に、邪気が消えて、クリーンな波動になった。

　この言霊の話は、『自由な自分になる本』⑩でもご紹介

183

しているからぜひ読んでみてほしいんだけれど……。

　とにかくこれも試してみて！　ノートにただ、ありが
とうって1万回書くだけでもいいよ。くわしく知りたい
人は、小林正観さんの本をぜひ読んでみてね。

⑦**砂浴**
44ページ参照

⑧**小林正観さん**
『ありがとうの神様』（ダイヤモンド社＝刊）によると「心を込めなくてもいいか
ら『ありがとう』を2万5000回言うと、なぜか涙が出てくる。涙が出たあとで
再び『ありがとう』を言おうとすると、今度は、心のこもった『ありがとう』の
言葉が出てくる。そして、心のこもった『ありがとう』をあと2万5000回言う
と、嬉しく、楽しく、幸せな奇跡が起きはじめるらしい」。ちなみに、Ｙさんは、
1日1000回を1か月毎日続けたそうです。よく覚えていないのですが、「どう
せ家でぶらぶらしてるんだったら、ありがとうと1000回でも1万回でもいって
みたら？」とわたしがいったそうです。で、エミール・クーエのことばとともに
すぐに9月からはじめて、9月の半ばには我が社にあそびにくるようになり、
10月くらいからぽつぽつ仕事をしてもらうようになり……（折しも、10月から
はじまった「声のメルマガ―服部みれいのすきにいわせてッ」のスタッフに。
10月下旬には元の会社に勇気をだして辞表を提出）。12月にはうちの正式スタ
ッフとなりました。今も時々実践しているそう。Ｙさんによると「ありがとう」
をいうと、「それだけしか考えなくなるのがいい」とのこと

⑨**波動測定器**
ある大学で生理学を教えている某・先生が持ってきて、測ってくださいました。
あえて自分の弱そうな臓器なども測ってみたのですが、おおむねあたっていたり
しておもしろかったです

⑩『**自由な自分になる本**』
本書シリーズの第2弾。呼吸法、食べもの＆食べかた、数秘術、前世療法、第1
弾の続編としての冷えとり健康法、ホ・オポノポノなどを体験談を交えながらご
紹介しています。その中に「ことばは魔法」の章（186ページ〜）が。ぜひあ
わせてお読みください

思ったことが現実になる世界

なんかね、「ことばを変える」って、安直なポジティブシンキング、ではないよ。何か、積極的な自己暗示法っていう感じ。

こう、自分を奮い立たせて、がんばるんば！　えいえいおー!!　っていうのではない。そういうのはちょっとわたしも苦手だナー。もう少し、静的な、ね。そうっと、自分でも気づかないようなうちに（朝と夜のぼうっとした時間を利用して）ごにょごにょごにょって自分に「いいことば」をしみこませる。ただそれだけ。あとは、ネガティブなことをいわない。耳から入って、潜在意識にしみこみ、知らないうちに行動してしまうからね。

どう？　最近さ、世界っていうのは、本当に、自分が見たいように見ているだけだし、「思ったことがなる世界」なんだなって、つくづく思う。自分が世界をつくっているにすぎないんだよね。人の数だけ地球があるって話を聞いたことがあるけれど、本当にそうかもしれないと思うよ……。

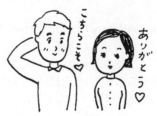

こちらこそ♡

ありがとう♡

近いからこそ、大切にネ

あ、あともうひとつ！　家族とかパートナーとか友だ
ちとか仕事仲間とかとコミュニケーションする時にね、
とにかく大事にしているのが、アイ（I）メッセージと
いうもの。
　何かいいたい時、主語を「わたし」にして話すように
するの。
　「どうして、あなたってそういうこというの!?」って言わずに、
　「わたしは、そういわれると傷つくんです」というふ
うにいう。常に「自分が」で、話すようにする方法だよ。
相手や誰かを主語にしない。

　それと同時に「ありがとう」と「ごめんなさい」を挟
むのもすごく大事。近しい仲ほど礼儀ありだよネ。そう
そう、これから家庭をつくろうという人、また、家族内
のコミュニケーションがなんかうまくいかないなあとい
う人は、デール・カーネギー『人を動かす』、この単行
本に入っている最終章をぜひ読んでみて（文庫本には入
っていないから注意してね）。「幸福な家庭をつくる七原
則」っていう章。これが本当におすすめだよ！

　人って、変えられないんだよね。誰かのことを変えよ
うなんてことじたいがどこか傲慢というか……。変わら
ないのが人、ともいえる。そう、だからネ、人を変えた
いなら自分が変わるしかない。自分で自分を変えられる
ような人じゃないと、まわりの人も変えられないともい
えるしね。
　もう、これも本当に、宇宙の法則みたいなものだね。

もちろん、より積極的に自分の願いを叶えたい人には、<u>アファメーション</u>が、本当に本当に、おすすめ！！！！⑬わたしは、もう10年くらい前からやっているけれど、アファメーションしたノートを見ると95％以上、叶っているよ！　本当にすごい。

　人体実験だと思って、あれこれ難しく考えずに、まずやってみてね。「まずは、わたしから、はじめよう」の精神で。24時間トライからはじめてみてね。

⑪自己暗示法
自己暗示といえば、ジョセフ・マーフィーも有名。著書に『眠りながら成功する—自己暗示と潜在意識の活用』（大島淳一＝訳　産能大出版部＝刊）ほか

⑫デール・カーネギー『人を動かす』
1500万部の大ベストセラー、『人を動かす』（デール・カーネギー＝著　山口博＝訳　創元社＝刊）。仕事場でのコミュニケーションをはじめ、すべての人間関係をよくする知恵が詰まっている。わたしがしっかり読んだ「ビジネス書」はこれのみ。この本をできるだけ実践することをこころがけています。付録「幸福な家庭をつくる七原則」（1 口やかましく言わない　2 長所を認める　3 あら探しをしない　4 ほめる　5 ささやかな心尽くしを怠らない　6 礼儀を守る　7 正しい性の知識を持つ）

⑬アファメーション
英語で「肯定」「断言」という意味で、自分の願望を肯定的ないいかたで宣言し、現実に叶えようというものです。一見、願いごとを書くのと同じに見えますが、大きな違いが。たとえば「やせたい」といわずに、「わたしはやせています」などと、すでに叶った状況を宣言することで、願いを叶えます。くわしくは、『あたらしい自分になる本』（ちくま文庫）166ページへ。また、時間をかけてじっくりと自分に向き合い、理解を深めてからのアファメーションができる『わたしのダイアリー』、ハンディな『わたしノート』、最新刊でよりパワフルな『きんいろのアファメーション帖』（ともに服部みれい＝著　エムエム・ブックス＝刊）などもおすすめです

みれいコラム 2

平松モモコさんから
体験談をもう少し

　「このエミール・クーエの自己暗示法を行って、半年間、ひと晩に３回も着替えるほど寝汗をかき続け、眠れなかった＆全身の皮膚がガサガサで痛かったのがよくなりました（５年間くらい、毎年ある時期になるとこの症状に苦しんでいました）。まず、それまでの精神状態としては、『こんなに休んでいるし、治療もあれこれしているのにどうして治らないんだろう』と、自分の身体に対して常に怒りや焦り、憤りを感じていました。毎日泣いて怒っていました。とうとう心身の限界がきた時にネットを検索して、このクーエに偶然出合ったのです（ネットで見たクーエの顔がなんだかチャーミングで、信頼できる好きな顔だったのも、はじめるきっかけになりました）。すぐに本を入手し読んで、ネガティブなことばや思考は、身体の機能や体調に影響することを知りました。また『日々、あらゆる面でわたしは、ますますよくなっていきます』ということば自体が決して気休めではなくて、また単純なポジティブなことばというのでもなくて、今の自分の身体の状態を肯定した上で、さらに毎日、毎秒よくなっていくのだ、また、思考に抵抗や葛藤が生まれないように考え抜いてつくられたことばなのだという部分にも深く納得して、朝晩、20回ずつただ唱えました。本も毎日読み込みました。あとは痛い、つらい、悲しい、治らないなどと毎日いっていたネガティブなことばは一切やめました。本に書いてある通

り、努力はしないということも実践し、気持ちを楽にして行うようにしました。さらには、いつのまにか『治るのは難しい』と考えていたのを『治るのは簡単なのかもしれない』と思うように切り替えました。するとまず、悲しくなる回数が減り、だんだん怒りや焦りが落ち着いてきて、気がつくと寝汗で着替える回数も減り、寝汗をかかなくなりました。イメージとしては、ことばがどんどん自分に染み込んで自分が軽くなっていった感じです。今考えると、『今の自分に怒り・焦り、否定する→身体を攻撃・緊張状態→循環が悪くなり→炎症→症状が起きる』が、『今の自分の状態を全肯定→許し・癒し・ゆるむ→循環がよくなる→炎症鎮まる→治癒』ということが、心身共に深いところで起こったのかなと思っています。不調はとても苦しかったけど、小さい頃から自分は病弱だと思い込んでいたその潜在意識を変えて、身体の底から自分を信じてあげることが大切なのだと思います。自分を許せたし、人生のあらゆる面で役立つ知恵を得ることができたな〜とありがたい気持ちです。本の中の子育ての章で、子どもにかけることばが本当に大事と書いてあったので、自分に対して自分がお母さんになったつもりで接してあげるようにしたのもとてもよかったです」（談）

☆今日いますぐできること
自分や周りの人の「ことば」を観察する

◇近いうちにできること
24時間トライをやってみる
エミール・クーエの自己暗示法を朝晩、20回ずつ

唱えてみる
アファメーションする

♡将来おすすめしたいトライ
「ありがとう」を1万回書く、またはいう

◎おすすめの本
『自己暗示』（C・H・ブルックス、エミール・クーエ＝著
河野徹＝訳　法政大学出版局＝刊）
『レーネンさんのスピリチュアルなお話』（ウィリア
ム・レーネン＝著　伊藤仁彦＝訳　ナチュラルスピリット＝
刊）
『ザ・シークレット―人生を変えた人たち』（ロンダ・
バーン＝著　山川紘矢、山川亜希子、佐野美代子＝訳
KADOKAWA＝刊）
『引き寄せの法則―エイブラハムとの対話』（エスタ
ー・ヒックス、ジェリー・ヒックス＝著　吉田利子＝訳
SBクリエイティブ＝刊）
『眠りながら成功する―自己暗示と潜在意識の活用』
（ジョセフ・マーフィー＝著　大島淳一＝訳　産業能率大学
出版部＝刊）

■さらに深めたい人に
24時間トライやエミール・クーエの自己暗示法を、
2日、3日、1週間、1か月、と続けてみて、自分の
変化を観察してみる

3
あたらしい世界は
うつくしい

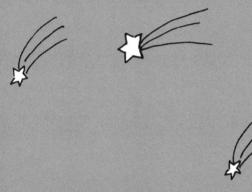
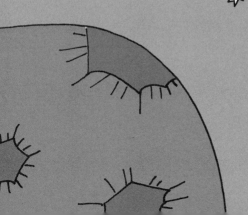

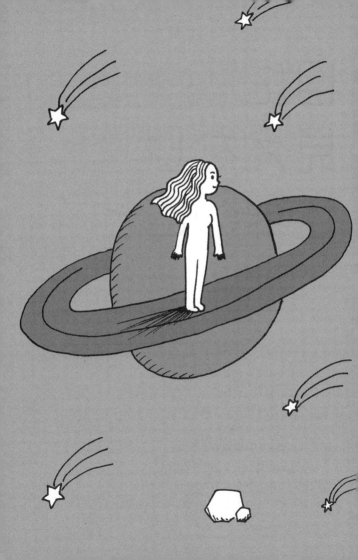

もうひとつのあたらしい見方

目に
見えない
世界のこと 1

突然ですが、目に見えない世界のことには興味ありますか？
目に見えるものしか信じないという人も、
目に見えない世界に興味津々！　という人も。
本質的には、何をするにも選択の自由がある。
「いい」も「悪い」もないのかなと思っています。
ただ、目に見えない世界のことが
どんどん一般的になっていく中で、
どんな思いで関わりをもったらいいのか、
ふだん考えていることを、書いてみたいと思います。

玉ねぎの皮をむくように……

　わたしの生活はあいもかわらず、朝、白湯（さゆ）を飲み、冷えとり健康法を実践し（半身浴をし、頭寒足熱の服装をして、湯たんぽし）、瞑想をして、食事は１日２食。夜寝る時には、また半身浴をして、湯たんぽをして寝る……。この繰り返しだよ。

　ホ・オポノポノのクリーニングも続けてる。もう、道を歩くと「ありがとう、ごめんなさい、愛しています、許してください」と自然にこころの中で自動的にいいはじめてる……という感じ。どこかへ行く前に、なにかをはじめる前に、あたらしいスタッフさんの机や椅子に……この本の読者さん、この本に関わる出版社さん、印刷所さん、関係者さん……もう、ただただクリーニングしまくりッ!!　という感じ。

　何かが起こっても、「ああ、毒出しだな。人生のめんげんね」と思うし、自分の何の「記憶」が表出したのかな、と、クリーニングできるようになってきた。一日一日「瞑想」によって、細かくリセットしてもいるし。そうしていくうちに日々、細やかな気づきがあり、また、玉ねぎの皮をむくように、あたらしい「毒出し」や「記憶」があり……。

　冷えとり健康法、瞑想、アーユルヴェーダの知恵（白湯飲みほか）、ホ・オポノポノ、それぞれ続けて約10年経って（2017年当時）、本当に、しみじみと、続けてきてよかったなと思ってるよ。またこれらは、わたしの中で、歯磨きするようなもの。もう生活のあたりまえの一部として自分を支え続けている。また日々、この今もわ

たしをあたらしくし続ける方法でもある。

　「植物の力で」の章でも書いたけれど、2015年に、自然豊かな場所に移住することになったのも、こういった知恵を試し続けて、自分の心身が浄化された結果、自分がより本質的な自分で居られる場所に自然と移動することになったと感じているよ。自分自身の状態っていうのは環境を変えていくし、またその時の環境というのは自分自身の表れでもあるんだよね。だから、本当に、今を変えたい、今の自分を超えたいならばまずは、自分自身を浄化するしかないんだなとあらためて思ってるよ。

①白湯
アーユルヴェーダの知恵。『あたらしい自分になる本』（ちくま文庫）71ページ参照
②半身浴
同書23，28ページ参照
③頭寒足熱の服装
同書34〜35ページ参照
④湯たんぽ
同書23ページ、『自由な自分になる本　増補版』（ちくま文庫）49〜52ページ参照
⑤瞑想
アーユルヴェーダのTM（超越瞑想）を実践しています。『あたらしい自分になる本』182ページ参照
⑥ホ・オポノポノのクリーニング
『あたらしい自分になる本』197ページ、『自由な自分になる本』162ページ参照
⑦自動的にいいはじめてる……という感じ
ウニヒピリ（インナーチャイルド）（139ページ⑨）に、24時間クリーニングをするようお願いをしています
⑧「植物の力で」の章
90ページ
⑨自分自身の状態っていうのは環境を変えていくし、またその時の環境というのは自分自身の表れでもある

自分が変わると、人間関係や、仕事、家族関係などもおのずと変わっていく。また自分のまわりは自分自身を鏡のように映しているともいえるとつくづく感じています

パンクとしてのスピ!?

　さて、そんな、生活の中に浄化システムが組み込まれているような心身がよく循環するような暮らしを続けて、さらに、自然の中に引っ越しをしたしネ、もう、本当に、これ以上、何もしなくても、あとは淡々と、日々、自分自身を生きるだけだと思うのだけれど、
　なんだろうな……。
　世界にあまたある浄化法や秘儀的な知恵を……。
　これが……。
　つい……。
　試したくなっちゃうんだよね～!
　いやあ、これ、一体何なんだろうって思うんだけれど。
　んまっ、
　好きなんだね。

　目に見えない世界とか浄化するとか意識の拡大とか自分自身がより本質に目覚めていく、戻っていくとかっていうのが……。これは、もうはっきりと「趣味」だと思うようになってきた。
　なんかネー、こういうことたくさんやってるからって「正しい」とか、「エラい!」とかまったくもってそういうんじゃなくて、ホント、ただただ、おもしろくてやっ

てるって感じなんだよね。オカルト好きと呼ばれてもいい！　そうそう！　『ブルータス』(マガジンハウス＝刊)の「開運」特集……というか占い＆スピリチュアル特集で、「日本のスピリチュアルマップ。」というお仕事をさせていただいたのだけれど、その文章でこんなことを書いたの。

＊　＊　＊

そもそもスピ好きには2種類の人がいるそうだ。人生で苦労をし、それを解決するためにハマるタイプ。もう一方は何もかも手に入れた結果、より高く特異な体験をしたいというタイプ。

前者はスピを追い、頼りきりに。後者はスピを引き寄せ、自分軸で利用する。ハリウッドセレブ、経営者の多くも後者だろう。スピが苦手な人は、前者の過度に依存する態度と後者の強欲さに辟易するのかも。ただ使う人は使いまくっていますよね。もう、この盛り上がりは誰にも止められないようにも感じる。

私自身、90年代あたりまでは、精神世界的なものを嫌悪していた。今思えば食わず嫌い。自分の核心を突かれるのも怖かった。

ところが、2000年代に入る頃から（内なる霊性が表出したのか!?）、スピと自然に出合い、好きになっていった。タイプで言えば、前者と後者と半々。実践的に人生に役立ったし、純粋におもしろくて探求し続けるようになった。今ではほとんど趣味の領域。だからどうか、人のスピを笑わないでほしいと思う。

『ブルータス』「特集　決定版・開運」「日本のスピリチュアルマップ。」より

*　*　*

　うん。この記事、本当にこの通りなんだけれど、紙数の関係で全部は書けなかった。そういうわけでここで、もう少しだけ補足させていただくと……。

■精神世界が好きな人
1　人生でさまざまな体験をし、何かを解決するために人生に取り入れる人
2　何もかも手に入れた結果、より高く特異な体験をしたい人

　だと仮定して、『ブルータス』の原稿の中でわたしは1と2の半々であり、そこでも「趣味」であるといったのだけれど、もっというと、自分の中では、パンクみたいな気分もあるんだよね。メインストリームに対しての疑いの態度としての精神世界好き。オルタナティブな感覚への希求を満たすものとしてのスピ好きというか。
　アートとか音楽とか、そういうものもわたしにとってはオルタナティブな感覚を刺激する何かではある。でもね、実際、わたしの中では、精神世界的なもの、目に見えない世界のもの、浄化の知恵、太古の知恵、そういったものこそ、このオルタナティブな方向性が好き、パンク好きとしての自分の欲求を満たすものなんだよね。パンクとしての目に見えない世界マニア、というか。

⑩『ブルータス』（マガジンハウス＝刊）
2017年11月1日号
⑪スピ
スピリチュアルの略
⑫パンク
イギリス、アメリカではじまったパンクロックのムーブメ
ントにまつわるサブカルチャー。音楽のみならず、ファッ
ション、文学、映画、アートの分野にわたる。そのイデオ
ロギーは、反体制と個人の自由を重んじる
⑬オルタナティブ
代替の、という意味。たとえば、オルタナティブ・ロックは、「もうひとつの選
択、代わりとなる、異質な、型にはまらない」ロックという意味で、商業的な音
楽や流行りの音楽ではなく、時代の流れにとらわれない普遍的なものを追い求め
る精神や、インディーズ・ロック、あるいは前衛的でアンダーグラウンドな精神
をもつロックを指す

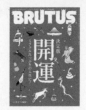

人のスピを笑うな問題

　スピとか、あとは、代替療法とか、相変わらず、時々、
すごく、バッシングする人がいる。気持ちはわからなく
ないんだ。わたしも昔は、すごく苦手だったから。嫌悪
感さえ抱いてた。

　「自分探しぃぃぃ」？　オエー！　みたいな感じ（ヒ・
ド・イ）。

　でも、今、自分が求めている道みたいなものにもある
種、「自分探し」的なものも含まれているのかもしれな
い（まあ、正確には探してはいないかな、「自分探し」
というより、「自分はがし」みたいな感じなんだけど
……）。

　ですがですが！　もう、これ、趣味だから仕方ないん
だよね。好きなんだもの。

たとえば、映画が好き！　とかサッカーが好き！　とかいってもその人をバッシングする人ってほとんどいないよね。オレ、矢沢永吉好き！　って、その好きな気持ち、誰にも邪魔できない。なのに、どうもこの分野は、「反応」する人が時々いる。この本を読んでいる人の周りにもいるかもしれないし、この本を読んでいる方がその「反応」をしている人かもしれない。でも、わたしの感覚としては、好きにさせてよ〜！　って気分かな。

　もちろん、世の中には、そういった目に見えない世界を利用して過剰にお金儲けしている人とか、あるいはいかがわしい宗教の存在とか、そういうものに対するアレルギーもあると思う。ただ「反応」するのって、かつてのわたしもそうだけれど理由があってのことなんだよね。「きらいきらいも好きのうち」ってケースも中にはあるのかも。

　でね、そうはいってもなんだけれど、たとえば「わたしの彼は、スピとか大きらいっていうんです、でもわかってほしい！」とか、そういう相談を受けることがあるんだけれど、なんというか、こればっかりは好ききらいの問題、趣味の世界の話だから、自分が好きなものを相手にも好きになってもらおうというのはちょっと傲慢かもと思うヨ。
　あとは「外側に見ている世界が自分の内側を映し出している」とするならば、「自分の中の何の記憶が、目の前の景色を見せているんだろう？」って自分に問うてみてもいいかもネ。

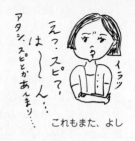

えっ。スピて…
は〜ん…
アタシ、スピとか
あんまり…

イラツ

これもまた、よし

　なんかね、冷えとりにせよ、何にせよ、実は、わたしは誰かにおすすめするのはちょっと違うと思っていて……。こんな本を書いているのにって感じだけれど……、でもこの本は、実は、自分が試してこんなふうだったよって話してるだけなんだよね。それで、もし興味があったらどうぞ、という気持ち。やろうがやるまいが、本当にその人の世界のことだって思ってる。それはどんなに近い間柄でも、ね。そこは相手の尊厳⑭を大事にしたいなあという思いがある。

　で！　です。目に見えない世界。
　わたしにとっては、とびっきりたのしくておもしろい。
　なんてったって、自由！
　だいたい、大事なものって目に見えないことが多い。
　恋心、電気、みんな、目に見えない⑮けれど、大事なものだよね。どんな感情を抱くにせよ、目に見えないものと共に自分たちは生きていると思う。生まれる前のこと、死んだ後のこと、シンクロニシティ、意識の拡大……もちろん生きて行く上で、知っていても知らなくてもいいことかもしれないけれど……、でも、自分の身に起こっ

ていることをより深く体験したり、理解するのに、スピについて知っていることがわたしの場合は、現実的にとても役立っている。

　嫌悪感がある人は、もちろん、少し誤解もあるのかも。「宗教？」とか壺買わされない？　とか（古い!?）。あやしい！　ってね。

　あと、たいていの場合、よく知らないでイメージだけで毛ぎらいしている人もいるかも。スピリチュアルじゃないけれど、たとえば、冷えとり健康法の「冷え」を「冷え性」と勘違いしている人がたくさんいるように。みんな、とことん勉強して意見をいっているわけじゃないんだよね。

　でも、わたしは、自然の法則に裏打ちされた本物の知恵であれば、またどの人も深い理解をすれば、きっと最後にはわかることばかりだと思っているよ。自然が何であるか、は、人はかならずや分かるはずだから。だって、このからだが自然のシステムそのものなのだから。

　一方で、誰かを搾取するような団体や人に依存するのは、「自然」から大きく外れていると思うナ。

　いずれにしても、どんな世界にもレベルの高いものと低いものがあるよね。フレンチレストランだってとびきりの料理を出すところから、そうでもないところだってある。

　ただ、少し前は、とびっきり高級なフレンチ＝聖者レベルでしかわからない精神世界、か、かなりあやしいレベルのフレンチ＝あるネガティブなところだけデフォルメされた精神世界、のいずれかが多かったのだけれど、

だんだんと、一般的にふつうにおいしいフレンチ＝精神
世界、が増えてきた気がする。食べやすくなった上に、
おいしい。そしてフレンチとして優秀、という。

　だからこそ、本物を選んでたのしみたいという思いも
あるヨ。

⑭それはどんなに近い間柄でも、ね
ちなみに、わたしは自分の内面が鏡のように外に現れると思っていて、たとえば、
自分はスピリチュアル好きなのにパートナーは好きではない、という場合、自分
の中に矛盾や葛藤がある（たとえば、スピ好きだけれど、実は信用ならないなあ
と思っている部分がある）ことの現れでは？　と感じることもあります。すべて
がそうともいい切れませんが……。いずれにしても自分の中に葛藤がなくなれば、
外側の世界にも葛藤はなくなると思っています
⑮大事なものって目に見えない
『星の王子さま』（サン＝テグジュペリ＝著　岩波少年文庫ほか）にも有名なフレ
ーズがありますヨネ
⑯「冷え」
冷えとり健康法でいう「冷え」とは、頭と足元との温度差、からだの外側と内側
の温度差を指す（たいていは、5～6度、足元や内側が低い）。その差を、頭寒
足熱することでとり、血と気のめぐりをよくすることで自然治癒力を高めようと
いうのが冷えとり健康法の考えかたです。そういうわけで、冷えとり健康法では、
「冷え性」ではない人にも「冷え」があると考えます

より広がりを見せる精神世界のこと

　どうもこの世界は、1960年代あたりから、どんどんと、
「目に見えない世界」の情報や知恵が開示されはじめて
る。ひとつには、ある時から（文明、経済が発達するよ
うになってから）もともとあった「目に見えない世界」
が封印されてきたっていう側面もあるよね。だから、開
示も何も本当は、昔は、「目に見えない世界」がふだん

の世界と同居してた。

　何もあやしいとか、不思議だとかじゃなくて、病気になれば、祈禱師に頼んだり、雨乞いをしたり、薬草を飲んだりして治癒を促していた。で、ある時から、急激に文明が進んで、この世界で唯物論的な世界観が優勢になっていって、おそらく、意図的に、「目に見えない世界」が封印されてきたという流れもあるような気がする。

　あとね、何より、本当に時代も変わってきた。

　数秘術でいえば、1000年代が2000年代になって、「1」の影響を受けていた男性性優位の時代から、「2」の影響を受ける女性性優位の時代へ。また、魚座の世界が水瓶座の世界になっていて、今、本当に、意識や精神や、いろいろなものが転換期に来てる。激動期でありながら過渡期みたいな感じ。エゴの時代から、いよいよ愛と調和の時代に入ってきている。だから、目に見えない世界のことが、これほどまでに一般的になっているのも不思議なことでもないんだよね。そういう知恵こそ知りたい！　という人があちこちで現れはじめているというわけ。なお、バシャールによると、地球の周波数は確実に上がっているのだとか。そういった地球の変化も、人々の意識が変わってきていることと関係があるのかもしれないね。

⑰唯物論的な世界観
目に見えないもの（こころ、精神、観念など）の根底には、物質があるとし、それを重視する見方。なお、現代社会で、自分でよく確かめもせずに科学的だといわれるとすぐに鵜呑みにする傾向においては、科学こそ現代の「宗教」みたいだなって感じることもあります
⑱魚座の世界が水瓶座の世界になって

地球の回転軸の向きは、約2万6800年周期でひとまわりするのだそうです。そして2150年に一度、時代の転換が起きるとか。紀元0年から2000年あたりまでが「魚座の時代」といわれており「支配」の時代だったそうです。ピラミッド型の支配体制がはびこり、権力や宗教が優勢でした。物質文明が優位となり、他者のために生き、左脳的に生きる、闘争する時代です。一方、2000年以降は「水瓶座の時代」へ。「水瓶座の時代」は「支配からの解放」の時代となり、ヒエラルキーはなくなり、公平に分配される時代へ、自由な時代へ、さらには個が大切にされ、またローカル化が進む時代だといわれています。精神文明が優位となり、愛にもとづいた行動、右脳的な時代、たのしみ、平和を大切にする時代になるのだそうです

⑲愛と調和の時代に入ってきている

「不食」を20年以上実践しているオーストラリアのジャスムヒーンさんは、全世界の95％以上の人が愛の意識になっているといっています。マスコミは、全世界のうちほんの数％の人が携わっているにすぎず、そこの声が大きくみえるため、「この世の中が大変だ！」と感じてしまうだけで、実際、地球の人々は非常に調和的な意識になっているとか。『スターピープル』65号（ナチュラルスピリット＝刊）より

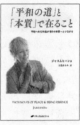

まさに、愛と調和の時代を象徴するかのようなジャスムヒーンさんの笑顔！　ちなみに弁護士の秋山佳胤さんは、この笑顔に惹かれて、「不食」の世界に導かれたのだとか

🔖 ジャスムヒーンさんの著書

⑳バシャール

アメリカ・ロサンゼルスのダリル・アンカがチャネルする意識。エササニという星の意識の集合体で、地球より何千年も進んだ意識と文明をもっています。YouTubeなどで、ダリル・アンカがチャネリングするバシャールのことばをたくさん聞くことができますし、書籍もたくさん出ています。須藤元気さん、安藤美冬さんとバシャールの対談本などもあります。今回の発言は、『BASHAR 2017』（ダリル・アンカ、バシャール、喜多見龍一＝著　VOICE＝刊）より抜粋

㉑地球の周波数は確実に上がっている

「上昇した周波数と合わない人は、ただ単純に、自分の周波数とマッチするバージョンの地球にとどまる」のだそう（！）。ちなみに、基本的に7.83Hzだった地球のシューマン共振は、「2016年の秋にあったシフト」を経て、2017年1月末には「36サイクル毎秒（36Hz）」つまり、4.5倍に上昇したのだとか。「その周波数に合うには、意識進化が処方箋になる」とも。『BASHAR2017』（ダリル・アンカ、バシャール、喜多見龍一＝著）より

自由を広げるかどうかで選択

　それでね、こういった世界の中で何を選択するかは本当に自分しだいなんだよね。

　でね、これは、「不食」を実践している弁護士の秋山佳胤さんから教わった知恵をもとに実践しているんだけれど、たとえば、セラピーとか、療法とか、ヒーリングとかで、何か試そうとなった時に、それをやるかどうか、続けるかどうか、アドバイスを受けるかどうか迷ったらどうするか……。

　どうするといいと思う？　わたしは秋山さんに教わった「アドバイスを受ける時のアドバイス」の知恵をもとに

◎自分の自由を広げるかどうか

　で選ぶようにしているよ！

　自分の自由を制限するものは選ばない。

　すごくシンプル！　すごくいいよね！

　あとね、純粋に、「うーん、何か違うな」って違和感に忠実なのも大事。誰かにいいものが自分に全部合うとは限らない。「何か違うな」って思いながら続けるのはどうかなと思うよ。自分という車のハンドルはいつも自分が握っていないと、ネ（ウインク）！

　あとね、時々、こういう人がいるんだよね。何か、自然療法とかやってみようと思うじゃない？　で、「全然効き目ありませんでした！」っていうから、どれくらいやったの？　って聞いたら「2週間です」って……。まあ、それで判断してもいいけれど、あきらめるの早ッ！

みたいなこともあるんだよね。いつもいつも外側の情報に頼って誰か頼りでいた人が、突然、自分頼りにするのが難しいというのもわからなくないんだけど……。

　自分がこころから惹かれる、ということもたいせつ。その本気さが進化へ導く大事なキーでもある。

　でも、人って、かえすがえすも自然の一部だから、本当に自分にとって必要なもの、よいものは、からだでわかるはずだよ。そしてネ、続けていくことで自分が真の意味で自由になって、幸福になっていってるのだとしたらそれは、自分に合っている、ということだし、そのものが「エビデンス」だということがいえそうだよね。

　そうそう、自由になる、幸福になる、というキーワードのほかに、豊かになる、自立する、ということもいえるかも。

　あと、誰かにすごく何かをすすめたくなったら！
　コツはすすめないこと。まず、自分がやること。
　これも例を出してみるよ。
　たとえば、友だちを見て、「なんか、いつもわさわさと忙しくしていて、ミスが多いなあ、瞑想でもやればいいのに……」と思ったとする。で、ね、その人に瞑想をすすめたくなって、もちろん「瞑想やってみたら」ということもできる。でもね、本当の意味で最強におすすめする行為って、実は、自分が瞑想をやってみて、自由になり、幸福になり、うつくしくなり、豊かになって、自立している姿を見せることなんだと思うんだよね。その友だちは、自然に興味をもつかもしれないし、もたないかもしれない。でも、自由で幸福な人物が目の前にいた

ら、たいていの人は、そのことを感じることができるものなんだよね。それが本当に早道。

　真実は、背中でしか語れない、って感じかなあ。

　あとね、何かセラピーや癒しの技みたいなのを受けてみようかなと思った時に、わたしなら、たとえばセラピストの顔色、雰囲気、姿勢、ことば、自由かどうか、しあわせそうかどうか、そういうことをチェックするかな。違和感があったら行かないし、やめるよ。人の悪口をたくさんいうような人からも、「失礼しマース」って、さーっと退散するようにしてる。

　そして繰り返しになるけれど、精神世界的なこと、霊性のこと、代替医療のこと、そういったものを知り、実践する中で魂の成長をする人もいれば、そういったこととはまったく関係ないところで、たとえば現世的な仕事とか、家庭生活とか、育児とか、人間関係とか、さまざまな現実的なできごとに真剣に取り組むことによって、魂の成長をする人もいる。人によってまったく違うんだよね。それをよくわかっていることも大事なのかな。

㉒「不食」を実践している弁護士の秋山佳胤さん
詳しくは『秋山佳胤のいいかげん人生術』（エムエム・ブックス＝刊）を参照
㉓誰かにいいものが自分に全部合うとは限らない
「『服部みれい』を信じるな、自分を信じろ」の精神ですね。これは、もともと、ロンドンのパンクバンド「ザ・クラッシュ」のメンバー、ジョー・ストラマーがいったことば（クラッシュを信じるな、自分を信じろ）です
㉔「エビデンス」
証拠。根拠。医療の分野である治療法が、ある症状に対して、効果があることを示す証拠、臨床結果のこと。代替療法の分野で、現代医療の世界や科学的な見地から「エビデンスは？」という質問が出ることがあるのですが、もちろん、その

根拠が大事な場合もあるし、一方で、まだ科学的にデータが取れないものもこの世界には存在する可能性があるという見地も、同時に科学的な態度であるとわたしは思っています。さらに、特に「治癒した」という例について、いかなる理由で治ろうとも、「治った」という結果に対して、「ただの偶然」とか「奇跡」などと安易に片づけず、「どうして治ったのか」そのことにもっとコミットして、それを今後の治療法にもっと役立てたらいいのにと常々感じています。ディーパック・チョプラの『クォンタム・ヒーリング—心身医学の最前線を探る』(上野圭一=監訳　秘田涼子=訳　春秋社=刊)、アンドルー・ワイル博士の『人はなぜ治るのか—現代医学と代替医学にみる治癒と健康のメカニズム』(上野圭一=訳　日本教文社=刊)、『癒す心、治る力—自発的治癒とはなにか』(上野圭一=訳　角川文庫ソフィア)、フルフォード博士の『いのちの輝き—フルフォード博士が語る自然治癒力』(ロバート・C・フルフォード、ジーン・ストーン=著　上野圭一=訳　翔泳社=刊)などは、医師や治療家の立場から謙虚に治癒について取り組まれており、とても参考になります

行為がすべて

　目に見えない世界のこと、精神世界や代替療法のこと、すごくすごく苦手っていう人って、わたしが考えるに、もう、前世でそういうことはたっぷりやったっていう可能性もあるよね。だから今生では、違うことを知りたいと思って生まれたのかもしれない。

　また、精神世界的なこととか、目に見えないこととか、自然法則とか、ただ「頭でわかった」となることが別にいいことじゃないんだよね。たくさん知っていればいいというものでもない。たくさん音楽聴いている人物が、じゃあすばらしい音楽を奏でるかといったら、そうとはいえない、みたいな感じ。音楽はそれでもいい（優秀なリスナーという立場もすてきだ）けれど、わたしは、目に見えない世界というのはやっぱり、現実世界で「活か

してこそ」なのかなと思っている。大事なのは「行為」なのかな、と。全員がプレイヤー。もう、「行為」がすべてといってもいい。

いずれにしても、人が、どんどんさまざまな経験をして、意識が拡大し、自分がどんどん軽くなっていくと、こう、同じ景色を見るような気がしているの。登山口が違うだけで、頂上は一緒、みたいなイメージ。頂上から見える景色はきっと同じなんだよね。

でね、なにも、目に見えない世界のことひとつも知らなくたって、自分の人生を、毎日毎日、存分に、充分に、生きていたならば、人は誰しも必ずや、この山って登ってるんだと思う。目に見えない世界のことやたら知ってて、本を読みまくって、セミナーとか行きまくって、でも、行為がひどいってそういう人は、お味噌の入っていない、お味噌汁みたいなものなのかも。カカオの入っていない、チョコレートなのかも（きゃああああ）！

だから、わたしは本当にカルマヨギーということばに惹かれるよ。行為のヨガをする人って意味だけれど、何もポーズ（アーサナ）をとるわけじゃない。この俗世で、行為の中に、意識の拡大があるような状態でいる人のことを指す。家族との関わり、仕事、人間関係、社会との関わりの中でただただ行為の中で生きている、目覚めた上で現実的な社会の中で生きているという感じかな。

もちろん山に篭って瞑想三昧、という人生もあるのかもしれない。そして、そういう祈りや瞑想だけのために捧げた人生による意識が、この世界のある部分を守り、

担っているとも思う。ただ、自分は、今は、カルマヨギーに惹かれるナァ。

　いずれにしても、わたしは、目に見えない世界のこと……精神世界のこと、霊性について、代替療法、自然療法、自然界の法則……そういったことを知って、本当に本当によかったと思っているョ。知る前は、何もかもが有限で、こう、世界に間仕切りがあり、その中で何とかたのしむ、みたいな世界観の中にいた。簡単にいえばその世界は狭かった。

　でも、目に見えない世界との親和性を高めてからは、自分の中に尽きない泉があり、世界はどんどん広がり、深まり、そうなればなるほど、自分がより豊かに高まる、自由になって、安心して自立しているという感覚の中にある。有機的な感覚の中に。無限の広がりの中に。

　何かがないといられない自分ではなく、あってもしあわせ、なくてもしあわせという自分、といったらいいか……。

　地図がない中で日々、探検するのもよし、でも、わたしはいくつかの地図を自分なりに得て、自分自身の旅を、よりたのしんでいるという感じ。まあ、地図はあくまで目安で、その通りじゃないこともたくさん起こるしね！

　とにかく、たのしんでいるよ！　ということで……次の章で、わたしが試したことのあるユニークなセラピーや施術などのことを紹介していくね。

㉕前世でそういうことはたっぷりやった

たとえばですが。前とは正反対になる、なんてこともありそう。逆の立場を理解するために

☆今日いますぐできること
目に見えない世界に思いを馳せてみる

◇近いうちにできること
興味をもったことを調べたり、実際にアクセスしたりしてみる

♡将来おすすめしたいトライ
興味をもったことを実際に試してみる

◎おすすめの本
『アウト・オン・ア・リム』（シャーリー・マクレーン＝著　山川紘矢、山川亜希子＝訳　角川文庫）
『アミ　小さな宇宙人』（エンリケ・バリオス＝著　さくらももこ＝イラスト　石原彰二＝訳　徳間書店＝刊）
『なまけ者のさとり方』
（タデウス・ゴラス＝著　山川紘矢、山川亜希子＝訳　PHP文庫）

■さらに深めたい人に
目に見えない世界のことをより深めてみる

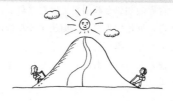

あたらしい意識の世界はおもしろい！

目に
見えない
世界のこと2

では！　わたしがこれまで、
目に見えない世界とどんなふうに関わってきたか？
駆け足で、振り返ってみるね。
セラピー、ヒーリング、マッサージ、占い、etc.
こうやってみると、結構、あれこれやってるワ！
それにしてもここ数年のことを俯瞰してみると、
以前はマイナスをプラスにするために
目に見えない世界の知恵を利用していたけれど、
近年では、さらに進化するため、加速するために
利用しているんだなと感じた。
目に見えない世界とのつきあい方、わたしの場合は……
をお届けします！

はじめは、正直、敬遠してた

　わたしが、目に見えない世界のことになんとなく興味をもちはじめたのは、30代になってからのことだったよ。それまではいろいろな理由があって、目に見えない世界を敬遠してた。20代の頃は特にね。

　いや、実はね……人生の先のことが見えてしまう人、遠くのことや目に見えないことがわかってしまう人が、比較的身近にいる子ども時代を送って、「そういうのってどうなのかなあ」と漠然と思ってた。なんか、ちょっと、ズルいナーって。予知なんかされた上に、あたっちゃうと、「えー!?　つまらなくない!?　自分で体験する中で知りたいよ!」って思ってたよ。

　一方で、わたしの10代、20代は、「なんだかよくわからないけれど理不尽だなあ」と思うことが本当に次々と続いたんだよね。

　何をやってもうまくいかない。突然ものすごくショックな事態に巻き込まれたり。外側から見ると、ごくごくふつうの女の子の人生という感じだったと思うんだけれど……。思い起こしてみると内面は、なかなかたいへんだったな、と感じるよ。

　そうして、20代の前半にはこころの病気になったよ。20代後半には肺の大病を患った。30代前半に、また違う大病を

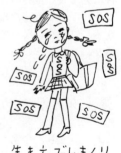

生き方ズレまくり
時代

経験して……。

　今振り返れば、自分自身の生きかたみたいなものがズレまくってたなあと思うし、そのせいで、心身が不調になったのだけれど、同時にそれは、からだからの「SOS」だったと思う。

　「やりかた変えて！」

　「生きかたがなんかおかしい！」という。

　とはいえ、それで救いを求めて、自分から目に見えない世界を求めたということでもなくて……そんなこんなしているうちに、目に見えない世界は、ごくごく自然に、編集者という仕事を通して、わたしの元にやってきた。

　そう、あれは、フリーランスの編集者として仕事をしていた30歳くらいの頃のこと。ある時、目に見えない世界の本を担当することになったんだよね。

　最初は正直、あやしいなあと思っていた。

　でもね、だんだん勉強して、その内容を知り、理解を深めるうちに、自分や自分の人生の不可解だった部分が、目に見えない世界の知恵によってだんだんと理解できるようになっていったんだよね。ああ、わかるかも、という感じに自然になっていったし、何より、「1」で書いた通り、おもしろい！　と思うようになっていったよ。

シュタイナーからの影響

　あっ、でも、今思えば！

　20代の頃、まだ育児雑誌の編集者だった時、シュタイナー教育の特集を企画したことがあった。最初、編集

部では、シュタイナー教育のことはまだよく理解されていなくて、編集会議で提案した時は、オカルトじゃないの？　とか、特集して大丈夫？　というような反応だったと思う。で、そういう部分ではないところを紹介します！　といってシュタイナー教育特集の企画を通したんだよね。今では、シュタイナー教育って日本でもよく知られるようになったけれど、1990年代は、まだまだ広くは知られていなかったように思うよ。

　ルドルフ・シュタイナーという人物は、目に見えない世界のことを医学、教育、農学、芸術、建築、経済、社会学、ありとあらゆる分野で、かたちにし、その目に見えない世界のことを、物質界に活かし、また、物質界に眠る、目に見えない世界の存在を明かした人だと理解してる。まあ、だから、わたしは「こういう世界のこと」、もともと気になってもいたんだよね。

　わたし自身、その後、シュタイナー＝アントロポゾフィー（人智学）の世界と深く関わるようになり、雑誌づくり、執筆、編集、会社の運営、その他にすごく影響を受けている。今でも、シュタイナー関連の本を繰り返し読んでいるよ。

　自分への影響って、ひとことではいいがたいけれど、目に見えない、意識の世界とのつながり、人や自然や世界をどう観察したらいいか、その重要な視点をアントロポゾフィーから得ていると感じている。

①シュタイナー教育
オーストリア出身の哲学者、ルドルフ・シュタイナーの人智学（アントロポゾフィー）に基づいた教育のこと。「自由への教育」とも呼ばれ、「真に自由な人間」として個人の欲や利益を超え、本当に大切なこと、自分がなすべきことを選択し、

実行していける人間を育てることを目指しています。そのために、知性のみならず、こころ、からだ、精神を含めた全人教育を目指し、教育そのものが芸術行為であることが大切にされています。教科書、通知表、テストはなく、エポック授業、オイリュトミー、手仕事、フォルメン、工芸など、特色のある授業が特徴。世界各国で約1100校（うち700校が欧州）、日本では日本シュタイナー学校協会所属の学校が7校、学校協会に属していない学校が4校で計11校があります（2017年現在）。幼児教育もさかんで、世界中で約1800園を超える幼稚園があります。日本において初等部、中等部、高等部まである学校としては、北海道シュタイナー学園いずみの学校、学校法人シュタイナー学園、東京賢治シュタイナー学園、京田辺シュタイナー学校、愛知シュタイナー学園などがあります

②そういう部分
オカルト的な部分。当時、シュタイナー教育関係者にインタビューしたところ、話の最初から「天使が……」と、はじまって、びっくりした記憶があります

③ルドルフ・シュタイナー（1861 − 1925）
哲学者、神秘思想家、人智学者。自然科学と精神科学を有機的に統合した人智学を樹立。1919年、ドイツに自由ヴァルドルフ学校（シュタイナー学校）を創立

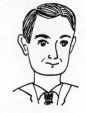

④シュタイナー＝アントロポゾフィー（人智学）の世界
フリーランスの編集者・ライターとしてスタートした時、日本ではじめてシュタイナー学校ができた場所にデスクを置かせていただきました。一般的なマスコミで仕事をするかたわら、人智学（アントロポゾフィー）関連のニューズレターなどのお手伝いをしたり、大人のためのアントロポゾフィーのワークショップに出席したりしていました。シュタイナー教育の名残が残る淡いピンク色の壁とカーペットの部屋で過ごした日々は、とても健やかないい思い出です

⑤シュタイナー関連の本
たとえば、今読んでいるのは、『いかにして前世を認識するか─新装版「カルマ論」集成1＋2（ルドルフ・シュタイナー＝著　西川隆範＝訳　イザラ書房＝刊）。最近ずっと読んでいたのは、『4つの気質と個性のしくみ─シュタイナーの人間観』（ヘルムート・エラー＝著　鳥山雅代＝訳　トランスビュー＝刊）『ママのためのシュタイナー教育入門』（ドーリス・シューラー＝著　鳥山雅代＝訳　春秋社＝刊）など。かつて『いかにして超感覚的世界の認識を獲得するか』（ルドルフ・シュタイナー＝著　高橋巖＝訳　ちくま学芸文庫）の読書会を友だちと行っていたこともあります

目に見えない世界との出合い

さて、まず30代前半に体験したのは、気功だった。

気功は、仕事でわたしの担当するある書籍の先生が開いている教室に通った。当時、心身ともに乱れに乱れている自分には、中国の秘儀と知恵は、沁みに沁みた……。

今も、当時覚えた気功法（スワイショウなど）をやってみることがあるよ。「自分で自分を整える」ということを自分の身をもって知りはじめたのもこの頃だったかな。気功を教えてくれた先生には今でもとっても感謝している！

その頃、もうひとつ、わたしを大きく動かしたのはオーラソーマだった。

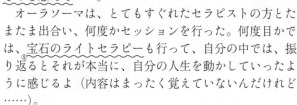

うつくしい2色に分かれた液体入りのボトルを直感で選んで、その時の自分、過去の自分、未来の自分を読み取るもの。

はじめて体験した時は衝撃だった！

選んだ、うつくしいボトルが自分そのものと思えて……。

オーラソーマは、とてもすぐれたセラピストの方とたまたま出合い、何度かセッションを行った。何度目かでは、宝石のライトセラピーも行って、自分の中では、振り返るとそれが本当に、自分の人生を動かしていったように感じるよ（内容はまったく覚えていないんだけれど……）。

そうこうするうちに、自分の人生のプライベートな部分でもとても大きな変化があった。人間関係のことで傷

つき、たいせつな人たちを傷つけ、自分がもぬけの殻になったようだった。どうして、こう、人生がスムーズじゃないんだろう？　って。

　もう今となっては、完全に時系列がよくわからなくなっているんだけれど、その頃、前世療法を体験したり、⑩アーユルヴェーダに出合ったり、オラクルカードを引く⑪ようになったり、クラニオセイクラルを体験したりした。⑫⑬
　人生の苦しみの理由を知りたいという部分と、問題を解決したいという気持ちと、純粋におもしろそうという好奇心の3つがあったかな。そんな中で、自分自身が、もう、大海に放り出されてあわあわと溺れそうになっているような最中に、厳密にいえば、なんとか岸に這い上がって歩きはじめた頃、自分の人生を整理したり、自分の心身の浄化を真剣に行ったりしながら、『マーマーマガジン』を立ち上げた。

　そうしたらネ、もう、なんだろう、さらに！　不思議な世界の人とどどどどどーっと会うことになって……。
　もう震えるほどの勇気を出したら、出合う人が変わってしまった。本当の意味で、あたらしい自分を助ける人物が次々と現れたよ。
　わたしの目の前に現れたのは、それまでに会っていた人たちとはまた違うタイプの人たち。今思っても不思議な出合いなんだけれど、テレビにも新聞にも出ないすんごい人たちという感じ。
　まず、わたしの本によく登場するモモ爺さんが現れた。
　モモ爺さんは、モモ爺さんだけで1冊本が書けそうな⑭

くらいだから、ここでは簡単にふれるまでにしておくけど、ひと言でいえばモモ爺さんはわたしの中では「ほどき屋」さん。人のこころの中で結ばれた結び目を「ほわ〜っ」ってほどいてまわっている人という感じ。

モモ爺さんは、会ってお話しする中で、その人の波動の調整をしたり、あとは、土地の浄化を行ったりしてた。古神道とも関係があるみたいだった。

それで、『マーマーマガジン』を立ち上げるにあたって、それはそれは実践的な、ものすごくいいアドバイスをよくしてくださっていたの（わたしにだけじゃなくて、全国の会社の経営者、政治家、医師、宮司さんなどなど実にさまざまな職業の大勢の方々にアドバイスしていたことが後からわかったのだけれど……）。

モモ爺さん、とにかくアドバイスが本当に「目からウロコ」そのものだったし、実践すると本当に役に立つことばかりで……。もちろんモモ爺さんは、宗教とも関係なかったし、絶対に大勢の前で講演したり、本を書いたりしない、常に１対１で誰かの相談に乗るという方法をとっていて、ご本人も着の身着のまま、過不足ない稼ぎをして淡々と生きておられる感じだった。

ただ、なんというかな……当時は本当に驚きだったんだけれど……。

何せ、モモ爺さんには、見えるんだよ。何が見えるって、もう、いろいろ。はじめて会う人がいるでしょう。そうすると、その人の情報を、何も知らないうちにばあああああってわかっちゃうんだな、とわかった。

この本を読んでいる人の中にもそういう力をもってい

る人がいるかもしれない。アカシックレコードが読める人（モモ爺さんも今となってはアカシックレコードを読んでいたんだなと思う）、潜在意識を感じられる人、予知能力がある人、予知夢をみる人、オーラが見える人、などなど。

　で、ね。大事なことは、見えたりわかったりすること自体は別に特別なことじゃないってことなんだよね。

　昔は「虫のしらせ」なんていってね。わたしも、祖母が遠くで亡くなった時、同じ時間に、わたしの部屋にあった花が突然ポキンと折れたことがあったの。「ああ、こういうのを虫のしらせ」というんだなと思ったのを覚えてる。きっとそういう体験、誰もが大なり小なりあるものなんだよね。

　そしてこういう体験のもっとすごいバージョンをたくさん経験している人も世の中にはたくさんいる。ただ、大事なことはね、そういうものを、特別扱いしないことかなと最近では思っているよ。自分に力がある場合も、また誰かに力がある場合も……。わたしは本当はどの人間にも備わっているものだと思ってる。ただ、使っていないだけで。

　自分に、あからさまにそういう力がある場合は、大事なことは、「その力を自分にまず使う」ということかなと思っている。これは、あるキネシオロジーの先生に教えてもらったんだ。

　人って、自分以外の人のことって結構わかるんだよね。これが。でも、どんなに「わかる人」でも自分に対して「使う」のはなかなか難儀な技みたいなの。これが究極、本当に大事なことなんじゃないかなと思ってる。

そして、誰かそういう「見える」系の人に対しても、特別視しすぎるというのは、場合によっては騙されたり、不用意にコントロールされたりする可能性につながるし、逆に、蔑んだりするのだって、人権の視点からもどうかなと思うんだよね。

いつもフラットに、平等に、その人の力を、その力の大きさで認めて、敬意を表して、そして、それをこの世がよりたのしくなることやよりおもしろくなることのために活かす、それが大事なことなのかなと思っているよ。

シンプルに、ただそれだけのこと、という気がする。

それでね、よくあるのがお金の問題だよね。

高いからあやしいとか、安いからいいとか……わたしは、精神世界的なものに対しての経済には自由あれと思っている。

高いから悪いわけでもないし、安いからいいということでもない。その両方が存在している気がする。自分とのバランスの中で考えるのがすべてというか。

ただ、いずれにしても、これは、目に見えない世界のことだけではなく何でもだけれど、こう、エネルギーをもらいっぱなしでもいけないのかナって思う。エネルギーは、循環や交換が必要。だから、お金も、その循環や交換の一環としてあるくらいのことかなと思ってる。

もちろん、自分にとって疑問が湧くような内容だったら絶対に受けないほうがいいしね。また途中で、あやしいな、これは不快だなと思ったら、いつでも退散したほうがいいと思う。違和感というセンサーはとても大事だよね。

ただ、いずれの場合も起こることは必然で、そこから

いかに自分の内面を点検し、不要なものを手放す機会にするかどうか、とも思うよ。

　本物の見分け方は、前にも書いた通り、セラピーを受けた後に、またアドバイスを受けた後に、自分が自由になっているかどうか、さらには幸福になっているかどうかだよね。答えは自分の中にあるってことだよね。

⑥気功
中国に伝わる伝統的な民間療法。自己鍛錬法。呼吸法と体操によって体内の気と血のめぐりをよくし、病気予防、健康維持、治療を行う。気功ということばは比較的あたらしい。1950年代に劉貴珍（1920－83）が気功療養院を設立し専門書を著わしたことから「気功」という名称が広まった。格闘技の鍛錬法としての武術気功もある

⑦オーラソーマ
118ページ③参照

⑧選んだ、うつくしいボトルが自分そのものと思えて
当時のセラピーで4つボトルを選び、その中から、選んだボトルのひとつがたしかB059「レディポルシャ」だった記憶があります。ペールイエローとペールピンクのボトル。これのちいさいボトルを求め、しばらくの間、ネックレスとして身につけていました

⑨宝石のライトセラピー
オーラソーマセラピーに関連するもの。2017年には、マハリシ・アーユルヴェーダの宝石のライトセラピーを受けました。何がどうと説明（言語化）できないのですが、人生のターニングポイントでこのセラピーを受けている気がします

⑩前世療法
過去生催眠療法の第一人者、ブライアン・L・ワイス博士による方法。『自由な自分になる本』260ページ参照

⑪アーユルヴェーダ
古代インドのオイルを使った方法。『あたらしい自分になる本』43ページ参照

⑫オラクルカード
118ページ⑦参照

⑬クラニオセイクラル
314ページ⑩参照

⑭モモ爺さん
人の話を聞くのが大得意ということで、ミヒャエル・エンデの『モモ』の主人公

からとってこの名前に
⑮アカシックレコード
312ページ⑥参照
⑯あるキネシオロジーの先生
白木原雪乃さん（ピースリンクカンパニー代表）。キネシオロジストとして活躍するだけでなく、キネシオロジーのセラピスト養成にも力を入れておられます。横浜にて講座、セッションあり。ピースリンクカンパニー（peacelink.info/）
⑰自分とのバランスの中で考えるのがすべて
ものすごくお金がないのに法外な料金を払うのは不自然だけれど、大金持ちがその富を占いやセラピーにつぎ込むのは自由なのでは？　とも思います。経済的にも、精神的にも、自分やまわりの人、そして社会との調和がとれているかどうかがバロメーターではないでしょうか。でもこれは何にでもいえますよね。仕事、恋愛、結婚、お酒、ギャンブル、そのほか趣味全般などなど。周囲と調和的であること、自然かどうか、というのは、生きていく上であたりまえではありますが、とても大切なことなのだと思います

不思議な体験、愛の体験

　でね、わたしはそこから、キネシオロジーやインテグレイテッド・ヒーリング（IH）を受けた。さらに「見える系」の人としては、横浜のH先生に１回だけ会ったことがある。H先生は、何もしない治療家として有名な方で、わたしに会うなりすでに額に汗いっぱいかいてて、会った時には、もうセラピーが終わっているという感じだったよ。

　何をしていたのか……。

　正直、よくわからない（笑）!!!!

　でも、こう、整体みたいな体操を教えてもらってその場でして、２時間くらいベッドで眠り（その時、先生はどこか別の部屋に入ってしまった）起きたら、ものすごくスッキリしていて、特にH先生とおしゃべりしたり、

アドバイスを受けたわけでもないのに、帰り道なんか、もう、ただただH先生は、H先生の愛みたいなもので癒してくれたんだと涙が溢れ出た。もう、知らないうちに涙がポロポロ出てきて何もかもに感謝したいような気持ちになった。

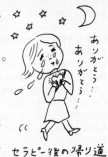

ありがとう…
ありがとう…

セラピー後の帰り道

　うーん、あの体験、何だったのかなあ……（ちなみに料金はとても良心的なものだったよ。何かを飲まされたりもしていないし……）。

　ちなみに、わたしは、超能力者、といわれているような人にも数人会ったことがあるヨ。

　しっかり蓋をしたAという瓶から、もうひとつのこれまたしっかり蓋をしたBという瓶へ錠剤を瞬間移動させるのを見たり。トランプを使って、超能力を見せてくれる人もいたよ（本書45ページの静電気溜まってるっていった人）。体験としてそういった超能力を目のあたりにするのって、純粋におもしろいし、「そんなの無理」「できるわけない」そういった思い込みを外すきっかけになるよね。

　わたしは……占いはあまりあちこちでみてもらったことがないんだよね。これは、敬遠してたとかそういうんじゃなくて、たまたま、機会がなかったという程度のことなんだけれど、20代の頃に、すごく有名な手相をみる方のところでみてもらったことがあるくらいで……。

　そうそう！　かつて、シュタイナー関連の占星術に詳しい数学者の先生に、これまでの人生をホロスコープで

みてもらったことがある！　これは、本当におもしろかった。その先生には、わたしの過去のことを一切いわないで、それで、これまでの人生を解読してもらうの。これが、あまりにあたって（笑）！　西洋占星術ってすごいんだなあと思ったよ。

　西洋占星術でいうと日本では宿曜という名で知られているジョーティッシュ占星術というのもみてもらったことがある。これも、星占いだね。内容についてくわしくは覚えていないけれど、その時から５年間に注意しなければいけないこととか、大切にするといいことを聞いて、参考にした記憶がある。今も、西洋占星術で一年の流れを聞くことがあるよ（と、振り返ってみたら、なかなかそれなりにみてもらってたネ！）。

　流れを聞くといえば！　時々、「預言カフェ」にも行ってる！

　預言カフェは、東京の高田馬場と赤坂にあるキリスト教系のカフェ。まずコーヒーを頼むでしょう、そうして、テーブルで待っていると、すたすたっと、女性（や男性。ただし女性が多い印象）がやってきて、わたしの顔もほとんど見ずに、「ばあああああ」っと預言を話すよ。これが本当にお見事！　３分くらい一気に早口で話し出す。わたしの名前も生年月日も住所も職業も聞かない。いったら顔さえも見ない。それで、わたしに対する神からの預言を語りはじめるよ。

　わたしはこれまで何度か行ったけれど、よく覚えているのは2012年に行った時のメッセージだね。

　「これまであなたはトライアスロンのように、たくさんのことを同時に、自分一人で、まるで競争するように

やってきましたと主はいわれます」

　（そうそう！　当時のわたしは、会社経営、雑誌の編集長、本の作家、という3足のわらじを履いて、本当に休む暇もなく働いていたんだよね）

「でもその季節は終わり、たのしい仲間を得て、たのしい旅をするような季節に入ると主はいわれます。これまで自分ひとりでしなければならなかったことも、周りの人が受けもってくれるようになりますよと主はいわれます」

　（これは、ほどなくして、パートナーとなる男性が現れ、その人が、会社の経営を手伝ってくれるようになり……と実際にそうなっていったよ！　ビックリ！　今でも、美濃で大勢のスタッフさんたちが支えてくれるのを感じるたび、この「主のことば」を思い出すよ）

　このほか、この日の「預言」が本当にすばらしくて、確かその日の朝、会社の会議でどうやっていったらいいかとみんなに相談した内容の回答をズバリいわれたり（！）、感動的だった。

　自分にしかわからない情報を何気なくいわれたりね。すごいよね。

　神の世界と、この肉体をもった世界が本当に近くなり、そうした天の知恵をいよいよ、すぐに、実際の暮らしの中で活かせる時代になったのかなと思っているよ。

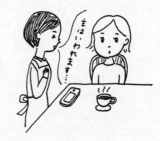

主はいわれます……

⑱**インテグレイテッド・ヒーリング（IH）**

118ページ④参照。なお、IHは、その時々で気になっていることを話し、筋反射、何にフォーカスをするのが今の自分にとってベストかを探っていく（筋反射は、からだに訊くため、潜在意識の本来の答えが返ってくる。またその時点で本人がまだ受け入れられる準備ができていないことには反応しないため、安全にセラピーを進められるといわれている）。そうして探っていった結果、目標設定をし、その妨げになるものをさまざまな方法（バランス調整など）で解放し消去していく。これまでのわたしの目標設定は「木と森とを同時に見ることができるようになる」「わたしは人と交流しながら自分のパーソナルスペースを維持します」などなど。音叉や、フラワーエッセンスなどのバランス調整を行いました。IHは、同じセラピストさんのところで５回ほど受けていますが、受ければ受けるほど目標設定がより自分の奥深くに分け入っていったというイメージがあります

⑲**ジョーティッシュ占星術**

インドに古代から伝わる占星術。輪廻転生をベースに、過去生でのカルマ（行為）の影響がいつ表出するかなどを予測する。そのカルマの影響を和らげるのが「ヤギャ」（169ページ⑯）といわれるもの。自分のダルマ（天命）も知ることができる。ちなみにジョーティッシュ占星術によると、わたしのダルマは、「この世の知恵を知り、それをわかりやすくたのしく人々に伝えること」だそうです。このダルマを行っているとわたし自身とても幸福なのだとか。実際にそれは実感しています（たとえば、まさにこの今！）

⑳**「預言カフェ」**

118ページ⑨参照

筋反射によるセルフヒーリング

　不思議な世界といえば、やっぱりインテグレイテッド・ヒーリング（IH）かなあ。本当にこれは不思議。今の「問題」と感じるようなこと、何かをしたいのに、それをとどめているもの、それが何か、原因を探っていって、その大元の記憶を消去する（！）方法だよ。

　すべて、自分が主導権をもっているから、いやな体験もなければ、その時の自分に不都合なことも起こらない。

セラピストの誘導とともに、筋反射を使って原因を探っていく。その原因は、これまでのわたしの経験だと、母親の妊娠中（つまりお腹の中にいた時）に受けた傷というのもあったし、ちいさな頃に受けた体験ということもあった。

　それらを、「ことば」であったり、フラワーエッセンスであったり、あとは、音叉など、さまざまなツールで解放し、浄化していく。

　あとね、フィボナッチセッションというセラピーも何度か受けたよ！

　これは、わたしのまわりで受けた人が、めちゃめちゃ若返っていて、元気になっていたのを見て、好奇心を抱いたの。わたしは、仙骨フィボナッチというのをわりとすぐに受けることができて、心身ともにパワーアップしたんだけれど、じゃあ、具体的にどうなのかといわれると、これまたなんだかうまく説明できなくて……（ゴメンナサイ）。

　いってみれば自分が、自然な形で、より本来の自分に戻るその加速度が増したというような感じかなあ。みずみずしい自分になった感じがするというか！

　仕事については質も量も向上したのはまちがいない。生活も全般的にとても穏やかになったしね。

㉑「ことば」
オラクルカードのことばなど
㉒フラワーエッセンス
花のエネルギーを転写したもの
㉓音叉

ここでの音叉はヒーリング用のもの。経絡やチャクラに対応する
音叉がある

㉔フィボナッチセッション

フィボナッチとは、セッションの方法でイタリアの数学者レオナルド・フィボナッチにちなんで名付けられたもの。彼は数列を発見し、それはフィボナッチ数列と呼ばれる。最初の２項が１で、その後がすべてその直前の２項の和になっている。１、２、３、５、８など。

フィボナッチ数列は、自然界の現象に数多く出現し、花びらの数もフィボナッチ数であることが多いとか。植物の花や実に現れる螺旋の数もフィボナッチ数であることが多い。このフィボナッチ数列を取り込んだ音叉を使って遺伝子に働きかけ、からだ、精神、意識を調整し、本来の自分自身に戻り、人間が本来もっている能力を高める効果が期待される。このセッションを行っている方に聞いたところ、受けた人の能力が開花するスピードが速くなるのを実感しているそうです

㉕受けた人が、めちゃめちゃ若返っていて、元気になっていた

わたしがこのフィボナッチセッションを受けてみようと思い立ったのは、Ｂさんという６０代後半の男性の、目の覚めるような変化を見たからです。Ｂさんは、かつては大勢の人々の中にいても、どこかぼうっとしていて（失敬）、口数も少なく、口からことばがでたとしても、「それは無理」とか「僕にはできないよ」とか、ネガティブなことが多かったんです。でも、このフィボナッチセッションをしてからのＢさんは、まず身につけるものが美しくなり（ピンク色のシャツなどをぱりっときこなすようになった）、背筋がぴんとまっすぐになり、ことばが明らかにポジティブになりました。またふだんは働いているパートナーにかわり、家事を担当しているそうなのですが、前だったら洗濯して畳むので精一杯だったのが、シャツの襟は糊づけし、アイロンがけも完璧に行い……と細かいことが苦にならなくなったのだとか。食事づくりもみるみる変わり、次々とあたらしいメニューを思いつくようになったといいます。笑顔も増えて、積極的にあちこちにでかけるようにもなり……。Ｂさんという存在そのものに活気が出た、といったらいいでしょうか。もちろん顔色もよくなられました。輝いているといってもいい。ことばで説明するのは難しいのですが、みずみずしさがなくなった花に潤いがもどってしゃきっとした、みたいなイメージです。これには本当に驚きました

わたしの好きなマッサージ

　東京にいる頃は、定期的に、整体やリンパドレナージュのマッサージを受けていた。岐阜に移住してからは、定期的に、近くの鍼灸院へ行き、そこでは主に、アクセスバーズ、直傳靈氣、お灸、整体などを組み合わせた施術を受けている。

　美濃に来た頃は、ものすごく多忙で、ひと月に１回くらい施術をしてもらったりしていたけれど、今は、２〜３か月に１回くらいの割合で行ってるかな。施術もすばらしいけれど、そこでお話ししたりするのもたのしいんだよね！　地元の情報を知ることができたり。

　あと、ここ数年は、年に１回か２回、エサレンマッサージや、トレガーアプローチを受けてる。

　エサレンマッサージは、これまで受けたマッサージの中でいちばん、深いリラックスに導かれる気がしている。ストロークがすごくすごく長くて、瞑想状態に入るのが早い感じ。

　また、トレガーアプローチもすごくおもしろい。これまで２回受けたことがあるんだけれど、こうね、からだ全体を揺さぶられる感じ……でも、あの施術は、揺さぶってるわけじゃないらしいんだよね。施術者が力をかけて、それで、こちらのからだが戻る力を利用しているんだって聞いた（パッと見は、ゆさゆさ揺らされてるみたいなんだけれど！）。

　１回目を受けた時は、施術してくれた人に「不安感が

あるようです」といわれて、その時は、「えー!? そんなことないよ」とものすごく反発したんだけれど（まぁ、反発した時点であやしいんだけど）、その直後に、原生林を散歩していたら、すごく昔の傷を思い出して、涙がボロボロ出た。すごい浄化が起こった！ 2回目の時は、もうすっかり元気といわれて、特に浄化もなかったけれど、すごく気分がよくなったよ。

　エサレンとトレガーは、アプローチとしてはまったく違うと思うけれど、砂浴のように、完全な自然を、人の手、そしてマッサージという方法を通して体験するように思う。そうして、本来の自分に戻っていくんだね。

㉖リンパドレナージュのマッサージ
わたしが東京でお世話になっていたのは、「アンリュミエール」というオーガニックエステサロン（www.enlumiere.jp）です。パートナーがいない生活をしている時に、マッサージなどの施術をたくさん受けたという話を、友人から聞き、なるほどと思って、シングルの頃、わたしも積極的に人に触ってもらうようにしていました

㉗アクセスバーズ
頭部にあるエナジーポイントを軽くタッチすることで、脳やからだに溜まっている古いエネルギー、不要な情報、思考、感情、気持ち、決心、判断、信念などを解放する。深いリラックス状態を促す効果もある

㉘直傳靈氣
70ページ参照

㉙ものすごく多忙で
東京・原宿から岐阜・美濃への引っ越しが完了した2日後に母が亡くなり、『マーマーマガジンフォーメン』の創刊をしたり、あたらしい土地での行事に出席したり、住まいをリフォームして引っ越しをしたり、特に最初の1年間は、大きな環境の変化ともあいまって、非常にめまぐるしかったです

㉚エサレンマッサージ
アメリカ・エサレン研究所で誕生したオイルマッサージ。スウェデッシュマッサージを基本に「フレームワーク」と「ディテールワーク」を加え、立体的なストローク、体の深部へのアプローチ、手足のムーブメント、ストレッチ、ロッキン

グなどを行う

㉛トレガーアプローチ

ミルトン・トレガー博士が開発したボディワーク。「重さを量る」「彫刻する」「軽く伸ばす」「揺らす」など穏やかでここちよい動きを繰り返すことで、からだが本来もっていた自由に、軽く、楽に動かすことを思い出すサポートを行う。トレガーアプローチを受けて感じる「楽な感覚、自由さ、軽さ、くつろぎ、安定」の体験を、トレガー博士は「リラクセーションを超えた平和な感覚」と呼んだのだとか

㉜砂浴

44 ページ参照

ごくごく最近のこと

あとね！　近年の大きな出合いといえば、<u>ルン・ル</u>。
ある時にね、植原紘治さんの『ゆるんだ人からうまくいく。』という本が本屋さんで目に入ったの。でも、「うーん、あやしい！」って、散々あやしいこと好きなくせにそんなことを思って買わなかったんだけれど、もう、何度も何度も目に入るから、買ってみたのね。

そうしてCDをかけてみた。

「ぷぷぷぷぷーっ」って噴き出しちゃったよ。

だって、CDからは、

「あ゛ーーーーーーーーーーーー」みたいなヘンな声
（最初はそう思った）が聞こえてきて、「今回も、息を吐くとき、その吐く息と一緒に余分な力をッアーーーーーーーーエーーーーーーーーーーイーーーーーーーーーウーーーーーーーーー」って、不思議な言葉が続くわけ。「えー、なにこれ!!!!」って笑っちゃった。

ところがね、どうもこのCDかけてると、具合がいい

んだよね。

音（でもいってみたら無音）のパワーという感じ。あたらしい！

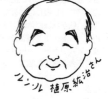

ルン・ル　植原紘治さん

もともと、速読術から生まれた方法で、このルン・ルのCDをかけていると間違いなく原稿を書くスピードは加速するし、とにかく集中力が高まったことは事実。頭がすっきりするといったらいいかな。実際本を読むスピードもものすごくあがったヨ（さすが速読術）。内容によるけれど1冊くらいの本を読むのはあっという間、という感じ。今、この原稿を書いているときにもルン・ルのCDをずっと流してる。

　まあ、これも、ひとえに、植原紘治さんのお人柄、魅力になんだか惹かれたというのもあるよね。愛のかたまりという感じ……。本を読むとわかるんだけれど、植原さんの経歴もすごいんだよね。20代の頃、8年間もホームレスだったり、宙に浮いた体験があったり（！）。わたしが、植原さんから教わった「いいこと」は、とにかく自分の力で考えて考えて考えて考えて考え抜くことだという姿勢だね。自分の力で。誰かからの受け売りじゃなくて。その自立の態度が、本当にいいな、自分もそうありたいなと心底思ったよ。気になった人は、まず本を読んでみてね。

㉝ルン・ル
あらゆる事象の意味や仕組みを瞬時に読み解けるようになる速読法。塾講師であ

った植原紘治さんが、部活動などで忙しい生徒らに、すみやかに学習できるように速読術を伝授しはじめたのがはじまり。この速読法をするとからだと意識がゆるみ、顕在意識が休み、本来もっている能力が解放されて発揮されるようになる。ルン・ルを行っている時の脳波をはかると、デルタ波になっているとか（ベータ波、アルファ波、シータ波、デルタ波の順で脳はリラックスしている状態。ちなみに不食実践者の脳波もシータ波からデルタ波をいったりきたりしているといわれている。一般の人は、たいていベータ波。リラックスするとアルファ波になる程度）

㉞本

『ゆるんだ人からうまくいく。―意識全開ルン・ルの法則』
『ゆるんだ人からうまくいく。CD ブック 聴くだけで意識が全開になる〈サイバーリーディング〉ルン・ル（[CD＋テキスト]）』（ともにひすいこたろう、植原紘治＝著　ヒカルランド＝刊）
ルン・ルの会のホームページ（runrunokai.jp）
本書がきっかけで生まれた本。『わたしにうれしいことが起こる。―ゆるんだ人から、叶っていく』（植原紘治、服部みれい＝著　徳間書店＝刊）

自分の人生を生き切る

　それにしても、こうやって書いてくると、目に見えない世界っていうのは惹かれる人は惹かれるし、惹かれない人は惹かれないって感じかな。

　人そのものに周波数みたいなものがあって、「目に見えない世界」に共感できる、しやすい周波数をもっている人が一定数いるような気がするよ。でも、いわゆる「世間」にはまだまだ目に見える世界のみ信じられる周波数の人たちが多いように感じられるかもしれない。

　だから、目に見えない世界のことが大好き！　という人はね、なによりまずは自分が、たのしんだり、おもしろがったり、日常生活の中で活かして、自由になり、幸福になり、そうして、うつくしくなった自分の姿でただ

ただ、生きることからはじめればいいのかなと思う。

うつくしい存在というのは、それだけで、まわりを照らすし、癒すんだよね。理屈じゃないんだよね。

もちろん、この目に見えない世界の周波数帯の中でも、いろいろな興味や嗜好の違いで理解しあえるし、世界が変わる。それは、ぜんぜんかなしいことじゃない！「ないもの」ではなくて「あるもの」を数え、また、違いを認めて受け入れて、お互いを尊重することが、本当に本当に大事なことだと思うナ！

何がいいとか何が悪いなんてことはこの自然界や宇宙には、ないみたいなんだよね。色をつけるのは、あくまで個人個人の我の世界で……。

でね、本当にここからが大事なことだと思うんだけれど、「目に見える世界のみ信じられる周波数帯」の人も、「目に見えない世界が大好きな周波数帯」の人も、まずは、目の前の自分の課題に一生懸命取り組んでいくことなんだよね。

自分の人生を悔いなく生き切る！　そのために、目の前のことに全身全霊で取り組む！　もう、これに尽きると思ってるよ。

ただ、自分の人生と四つに組む時に、目に見えない世界の知恵は、大きなヒントをくれたり、深い洞察力を備えてくれたりすることがある。いずれにしても、今、世の中に、目に見えない世界の知恵がどんどん開かれている。またそういったものも、ごくごく一般的になって、

宗教的なヒエラルキーの世界から自由になり、誰もが公平に受け取れるような時代にもなっている。とにかく自分のこころやからだの声をしっかり聞いて、自分に意識を広げ、自由にし、幸福にする機会として、たのしめたらすてきだなあと思っているよ。

　正しいというよりは、たのしい、おもしろい、軽い、自由！　というのがいちばんだね。

☆今日いますぐできること
この章で興味をもったことについて調べてみる

◇近いうちにできること
この章で興味をもったものについて本を読んでみる
この章で興味をもったものについて、セラピーやヒーリング、マッサージなどを実際に受けてみる

♡将来おすすめしたいトライ
これまで自分がやってみたかったセラピーやヒーリング、マッサージを受けてみる

◎おすすめの本
「目に見えない世界のこと1」と同じ

大都市から離れて、今……

あたらしい
世界に
向かって

からだやこころの浄化を続け、
都会でも自然とつながる暮らしを実践した結果、
おのずと行き着いたのは
自分自身が土と共に暮らすという選択でした。
そのきっかけは、東日本大震災と原発の事故──。
ずっともやもやし、考えて考えて考え続けて……。
問題は局所的なものというより、
その問題を内包する「都市そのものの問題かも」と！
では、さあ、これからどう生きていくのか？
「都市」でもない、従来の「田舎」でもない
第三の道はあるのでしょうか？　現時点でわたしの考える
本当の意味での豊かな暮らしについて
書いてみたいと思います。

都市で自然とつながる暮らし

「いつか、雑誌を創刊してみたい」と思っていたわたしがいよいよその準備に入ったのは、2000年代はじめの頃のことだったよ。

目に見える世界と、目に見えない世界と、その両方を結びつけるような雑誌がつくれないかなあとずっと思っていた。

20代で触れたオーガニックの世界、20代後半から関わったファッションの世界、また30代はじめに知りはじめた精神世界。

自然と物質と宇宙と……それぞれのよさをひとつにした雑誌をつくれないかなあと、ネ！

紆余曲折あって、ようやく創刊の時を迎えたのは、2008年のことだった。なんだかよくわからないけれど、当時は早く出さなきゃ、早くつくらなきゃと何かにせき立てられるような気持ちだったヨ。

雑誌の名前は『マーマーマガジン』。マーマーとは英語で、風のざわめき、川のせせらぎとか小声でぶつぶついう、というような意味がある。都会でも自然の暮らしをこころがけ、自分を大切にすることが社会や自然を大切にすることにつながる、をモットーに、オーガニックコスメ、オーガニックコットン、自然派の暮らし、代替療法といったコンテンツを、チャーミングで愛らしい誌面を通して紹介していった。おしゃれなオーガニック＆ちょっぴりスピの本って感じ。

最初は、創刊できただけでもよかったなんて思っていたけれど5号目で「冷えとりとファッション」という特

集を組んだあたりからおかげさまで人気になり！

その後『冷えとりガールのスタイルブック』（主婦と
生活社＝刊）という本をつくったりもして、『マーマー
マガジン』の世界はド・メジャーじゃなかったけれど、
でも、知る人ぞ知る大きなzineという感じで人気を獲
得していった。

で、ね！

わたしも、『マーマーマガジン』をつくりながら何よ
り自分自身がものすごく成長させてもらっていたんだよ
ね。「いいな」と思う自然からの知恵を、自分で試して
よかったら紹介する、というスタイルをとっていって
……。取材でも、あたらしい人、あたらしい知恵にどん
どん出合っていくしね。そうして、わたし自身が、いち
ばんマーマーガールになっていったかもしれない。

『マーマーマガジン』を立ち上げるために、名前を変
えたし、冷えとりをし、瞑想を続け、ホ・オポノポノを
実践し、食べものが変わり、服装が変わった。布ナプキ
ンを使うようになった。髪型も変わって、肌質も変わっ
た。きっと声も変わったと思うよ。人間関係も変わり、
住むところも変わった。編集部もどんどん変化していっ
た。まるで『マーマーマガジン』自身が浄化装置を備え
ているみたいだったんだよね。本当に。

編集部は、最初、表参道にあって、その後、原宿駅の
近くに移転したよ。本当に、大都会の、でも雰囲気とし
ては村っぽい感じのおっとりした場所で、『マーマーマ
ガジン』はつくられてた。

「都会で自然を取り入れた暮らし」を実践し続けてい

たし、発信を続けていた。そんなわたしの実践をまとめ
たのが、この本のシリーズ第1弾、『あたらしい自分に
なる本』だったんだよね。単行本の発売は、2011年の1
月だったよ。

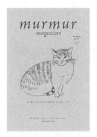

① 『マーマーマガジン』
71ページ。2008年春創刊。その約半年後にリーマン・
ショックが勃発。もう少し遅かったら創刊できなかった
かも!?　「早くしなきゃ」の理由のひとつだったかなぁ
と今では思っています

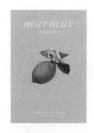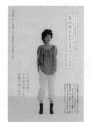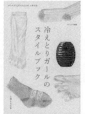

② 「冷えとりとファッション」
5号目（レモンの表紙）ではじめて冷えとり健康法を特集しました。スタイリス
トの岡尾美代子さんによる冷えとりファッションが人気に。健康も、おしゃれも
両方兼ね備えられる！　と「目に見えるものと見えないものをつなぐコンテン
ツ」がいよいよ現実化しました
③ 『冷えとりガールのスタイルブック』（主婦と生活社＝刊）
『マーマーマガジン』（フレームワークス＝刊）を元につくった一冊。これを機に、
「冷えとりガール」が全国各地に増えていきました

④ zine

少部数の同人誌。昔でいうミニコミのこと。『マーマーマガジン』は、最初、ち
いさく薄い冊子のかたちをしていて（ページ数も創刊準備号では 48 ページと少
なかった）プロの編集者が個人的につくった zine（ジン）という体裁でした。
「リトルプレス」（少部数の発行物）として括られることもありますが、号を重ね
るにあたって 1 万部、2 万部と増えていき、最高に多い号では 3 万部と版を重ね
たものもあるため、「大きなリトルプレス」といったほうがいいかもしれません。
「マガジン」と「ジン」の間くらいの規模を意識し、その大きさだからこそでき
る表現の自由を大切にしてつくっています

⑤ 人気を獲得していった

もちろん「小さな人気」ではありましたが。読者のみなさんと編集部の距離感が
近いのが特徴で、創刊当初から編集部には毎日たくさんのハガキが届き、トーク
イベントはすぐに満席という状況に。2014 年秋、北軽井沢にて「マーマーなフェ
ス 2014」を開催。野外で 400 人の「ロングテーブル」も実現しました。
2022 年には、美濃にて過去最大規模の「マーマーフェス 2022」を開催

⑥ マーマーガール

『マーマーマガジン』の読者のこと。もちろんマーマーボーイも

⑦ 名前を変えた

巻末の「起こりうるリスト」（338 ページ）そのもので、わたしは『マーマーマ
ガジン』を創刊する際、「服部みれい」という名前に変えました

⑧ 村っぽい感じのおっとりした場所で、『マーマーマガジン』はつくられてた

とはいっても、あくまで場所は表参道とか神宮前とかだったわけですし、わた
し自身、ファッション誌のライター出身で、「エシカルファッション」とか「オ
ーガニックなんとか」とかとにかくカタカナ語を使いまくっていました。『オリ
ーブ』のオーガニック版をつくるんだ、おしゃれな『暮しの手帖』を編集するん
だ、女性向けの『スペクテイター』をつくるんだ、みたいなそんな気分で編集し
ていました。つまり、『マーマーマガジン』は、ある意味ものすごく都市のマガ
ジンだったわけです。まあ、つきつめれば雑誌じたい、都市の産物なわけですが

3 月 11 日、その日からわたしは

　本が発売されてから 2 か月後の 2011 年 3 月 11 日。東
日本大震災は起こった。原発の事故も起こった。わたし
は、ちょうど、渋谷で次号に掲載するファッションアイ

テムの打ち合わせをしていたの。『マーマーマガジン』の発行元だったアパレルブランドの事務所でね。

とにかくあの日のことは一生忘れないと思う。

一旦、揺れが止まって、小走りで代々木公園に逃げた時、もう、本当に、びっくりするほど大勢の人が代々木公園にいて、余震で揺れるたびに、渋谷のビルが揺れてね。「ああ、世界はこうやって終わるのか」って本気で思ったほどだったよ！ 映画を観ているみたいだった。

少し落ち着いてから、代々木公園の中を歩いて原宿の編集部に戻ってネ、散らかった部屋を片づけて、それから、歩いて10分ほどの自宅に戻った。

自宅では、3月17日に発売予定の『マーマーマガジン』12号に急拠お手紙を挟み込むことにし、その原稿を書いた。余震はおさまらないし、テレビでは現実とは信じられないような映像が流れていて……しかも、震災の当日だったか翌日だったかな、ものすごく偏った報道が21時前のニュースで流れていて、もう、ものすごく気分が悪くなった！

コンセントからテレビの電源抜いちゃったワ！

それ以来、わたし、もう本格的にテレビを観るのをやめたの。従来のメディアってものすごくコントロールされた世界なんだって気づいちゃったから。よくいわれていたことだけれど、テレビって洗脳装置みたいなものなんだナって。当時、海外のネットのニュースなんか観ていると日本の報道とすごい乖離もあったしね。

東日本大震災は、本当に、自分の目を覚ますできごとだった。ぼんやりと、「おかしいなあ」と思っていたこ

との輪郭がいやおうなしにはっきりくっきりしたんだよね。

でね！　この国の人はすごいなあと思ったんだけれど、あんなに混乱している時でも、みんな、会社へ行くんだよね。あれには、とにかくびっくりしたよ。あの頃のわたしは、「みんなで一度、1週間くらい全部機能をできる限りストップして、この社会のシステムについて、それぞれの会社やチームのやりかたについて、何より自分自身の生き方について立ち止まって考えられたらどんなにいいだろう！」ってずっと思ってた。でも、残念ながら、わたしが知る限り、そんなことは起こらなかった……。

震災直後、節電で暗かった原宿の街も、次第に照明をどんどん明るくしていった。なにごともなかったかのように、とまではいかないけれど、あんなに揺れて、あんな事故が起こって、空気でさえどうなっているかわからないような状況の時に、「都市生活」は、あっけなく元に戻って行ったんだよね。

いや、実際に、あの震災で、すぐに東京を離れた人もたくさんいた。子どもがいたらなおさらだよね。わたしも、自分に子どもがいたら、すぐにそういう決断をしたカナとも思う。

でも当時わたしは、40歳だったし、何より東京に住み、福島にある原発の電気を使っていたという事実に打ちのめされてた。

こういう事故を起こす可能性があるものから（簡単な事故じゃない。福島の人たちはもう、そこで暮らすこともできないほど危険な物質が漏れるような事故だよ）電

気をもらって、のうのうと都市生活していた自分にしらけたといったらいいかな。

恥ずかしくもなった。

自分を責めもした。

だから、他の人については、その人の選択だからなんとも思わないのだけれど、自分は、オーバー40といえども、もし、放射性物質を浴びて、何かからだに問題が起こっても、自業自得だと思ったのね。ある意味、自分の責任だって。そういう便利な生活を甘受していたのだから。

そういうわけで、すぐに東京を離れる決断もできず、ぐずぐずと東京にいた。記者魂みたいなものから、この東京をしっかり見てやろうという気持ちもあったヨ。

ただ……。

もうもう本当に、本当に、

どう雑誌をつくっていいか、
わからなくなっちゃった!!!

はあ〜〜〜!!!!!!!!!!!!（ビッグため息）

だって、雑誌というものが成り立つシステムを内包する都市が、こんなに脆くも崩壊しそうになるところを目のあたりにしたんだから。なんと脆弱な場で、ふわふわと「都会で自然を」なんていっていたんだろうと思った。オーガニックだの、エシカルだの、カタカナいっぱい使ってネ。軽薄だと思ったよ、自分のことを。これまでどおりにもう生きていけないなあって感じたんだよね。

雑誌づくりもそう。企画して、それを会議で通して、ラフを描いて、取材をして、記事にして、デザインに回して、高いお金を投じて印刷して……という一連のやりかたにも疑問をもった（そもそも何するにも電気がいるしね）。

　と、に、か、く!!!!!

　めちゃめちゃモヤモヤしてた。そしてそのモヤモヤをすぐにすっきりさせようともしなかった。わからないことはあえてわからないままにさせておいて、自分や東京や人々のことをじっと観察してた。どう生きるのがいいんだろうって……。

　きっとあの頃、そんなふうに考えて、たくさんの変化があちこちでじわじわと起こったんだと思う。もちろん、甚大な被害に遭われた方々においては信じられないような変化を強いられたわけだし……。もう、そんな何もかもを思って、毎日毎日、頭がくらくらし、こころは揺れっぱなしだった。

　実際、余震でよく揺れていたしね。

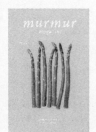

⑨『マーマーマガジン』12号
「7人の賢人の知恵」という特集で、原発の危険性を訴えるインタビュー記事がありました。たまたま東日本大震災の直後に発売されるという、あまりのタイミングに驚きつつ、急遽お手紙を挟みこむことにしました

⑩ものすごく偏った報道
2011年3月11日当日か直後の数日間で観たNHKのローカルニュース（20時

45分〜21時までくらいの）で、青森の原子力発電所について、地元の人のインタビューを放送していたときにものすごく大きな違和感を覚えました。一方向からの意見ばかりがたて続けに登場して……放送のしかたに「ある意図」を感じたのです。福島の原発事故の直後に、本当に、その方向の意見しかなかったのか疑わしく、放送する側に最初からシナリオがあって、あくまでそれに合わせたコメントを放送しているのでは？……と。ただ、後にテレビの取材を受けたひとたちから聞くと、「最初からシナリオがあって、それに合わせさせられた」と感じたケースは本当に多く、「テレビというメディアは、そういう存在なのだ」と思って観ていれば（つまり、鵜呑みにしなければ）いいのかなと今では思っています。なお、3月11日以降のことでいうと、テレビや新聞中心に情報を受け取っているひとと、インターネットを中心に情報を受け取っているひととの情報格差もものすごく大きいと思います。ある時期から、メディア全体に対して、あからさまな言論統制ではないかと思われるような動きも甚だしいです。こうなってくると、すべてのメディアへのリテラシーが今後より一層必要になりそうですが、個人的には、心身が浄化され、自分自身が「本来の自分」＝うつくしい自分に戻っていった時、自分に本当に必要な情報はしかるべきタイミングで取れるし、またその情報が本当か嘘かどうかも「からだで」ちゃんとわかるようになっていくものだと感じています。つまり、リテラシーを本質的にあげていくとは、自分自身に戻っていくことそのものにほかならないという意見です。人間の本質に眠る「自然」、その感度の精巧さを信頼して活かす時代だな、とも感じます

⑪洗脳装置みたいなもの

これが実に巧妙で、つくっている人のほうも本気で「正しい」と思ってつくるようなシステムになっているというか……。その「つくり」自体はシンプルだと思うのですが、なかなかうまい装置だなと感じるし、同時に、その嘘もここ数年ではがれてきているようにも感じます

この「システム」への壮大な違和感

　『マーマーマガジン』は、発行時期を遅らせてもらって、自分なりに、当時、考えたことをそのまま掲載するという編集方法をとった。

　当時のわたしは「編集する」という行為についても疑問をもっちゃったんだよね。その理由はよくわからなか

ったんだけれど。企画して、取材して、伝える、という行為さえも本気と書いてマジでしらける！！！！　という気分だった。そう、しらけちゃったんだよね。恋人の本性見たり！　みたいな。恋心が覚めた。なんか、そんな感じ。「夢」から覚めた、みたいな気分（後から思えば、編集＝都市の行為であると潜在意識で気づいたってことなんだろうなあと思う）。

　でも、自分で、どうしてそう感じるのか、じゃあ、どうしたらいいのかはわからずじまいだったよ。そして、雑誌づくりや編集をやめます！　というふうにもならなかった。宙ぶらりんの気持ちのまま、とにかく試行錯誤していたの。雑誌づくりの方法を、地味に変えてみたり_⑬もした。特集が急激にスピったりもした。そんなこんなして、そうして、とうとう自然農の特集を組むことにな_⑮ったんだよね。

⑫発行時期を遅らせてもらって
当時の発行元であったアパレル会社の社長さん、担当者さんらが、本当に『マーマーマガジン』やわたしを理解してくださって、よく考えてから発行したいと申し出たところ、快く承諾してくださいました

⑬地味に変えてみたり
「世の中の動きを見て、企画して、編集する」という行為に一度疑いをもち、「半径１メートル以内で、現在わたしが見ているもの、感じているものをできるかぎり素直に伝える」という編集方法に変えてみるなど、試行錯誤を続けました（13

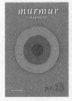

号、14号にその方向性が色濃く出ています）

13号、14号

『マーマーマガジン13号』（2011年7月14日発行、フレームワークス＝刊）
未来をつくる方法｜夏の冷えとりスタイル読本｜川越胃腸病院ルポ、『マーマー
マガジン14号』（2011年12月10日発行、エムエム・ブックス＝刊）嶺川貴
子と服部みれいのおしゃべり天国＆ぶらり東京｜テレパシー日記【いずれも完売】

⑭スピったり

スピリチュアル的なコンテンツを企画したり、の意。15〜17号あたりは、（当
時としては）勇気を出して精神世界系のことを取り上げたりもしました。ちなみ
に15、16、17号の内容はこんな感じ。『マーマーマガジン15号』古くてあた
らしい日本｜地震・原発・自然エネルギー｜魔女入門、『マーマーマガジン16
号』数秘術でわたしを知る｜大野百合子＆大野舞｜座談会・食｜魂の話【いず
れも完売】、『マーマーマガジン17号』聖なる性のはなし｜セックス正直鼎談｜広
田奈津子【若干数在庫あり】（すべてエムエム・ブックス＝刊）

⑮自然農の特集を組むことになった

『マーマーマガジン』19号、20号で「土とともに生きる」と題し、自然農・自
然栽培の大特集をしました。自然農法の生みの親のひとりである故・福岡正信さ
んの農園を訪ねたり、野口勲さんに種のお話をうかがったり、自然農法第4世代
の農業家たちを取材したり。真剣に移住を考えはじめるきっかけの号となりまし
た

『マーマーマガジン19号』自然農の話・前編｜冷えとりグッズ｜インナーチャ
イルド、『マーマーマガジン20号』自然農の話・後編｜農のガイドブック｜冷
えとりスナップ（ともにエムエム・ブックス＝刊）【若干数在庫あり】

自然農法から気づいたこと

　自然農法（自然栽培、自然農）とは、不耕起、無肥料、
無農薬で農産物をつくる方法のこと。時は2013年にな
った。

　これには衝撃を受けたョ！　自然のシステムというの
は、もともと実は完璧で、人間のほうがそれとうまく共
存できず、勝手に、「頭」でいじくっておかしくしてい
るのかもしれないと感じた。そもそも人が土と離れて暮

らしていることが問題の根源なんじゃないかとか。

　あとサ、驚愕だったのが、食のシステムだよね。
　どうしてこんなに農作物に農薬や化学肥料が使われるようになったかって、経済のシステム、特に、高度成長期の社会がきっかけだったのだとわかった。
　昔は、田舎にも若い人がたくさんいて、みんなで自給自足的に、その地域で食べ物を賄（まかな）っていたよね。
　ところが、高度成長期になって若者が、大勢都会へ行った。
　そうするとサ、大勢の都市生活者は、基本、農作物はつくらないわけだよね。スーパーとかで買う。となると、田舎に残った少人数の農家さんたちがものすごく大量の農作物をつくらなければならなくなる。その時、そう、市場（しじょう）を経由するがために、肥料や農薬が必要になるんだよね。まずもって、野菜が運ばれやすいように、扱いやすいように、同じ形、同じ重さのものが好まれるようになる。曲がったきゅうりとかは、運ぶ時や売る時に困るわけ。虫食いした人参とかも、売りづらいんだよね（これは、つくる人と買う人が遠いこと、そして分断されていることが原因のひとつなんだよね！　近かったり、もしも自分がつくっていれば、別に曲がっていたり少々虫食いだったりしても、理由がわかるから食べられるんだよ）。
　何せ、「経済」のシステムが何よりも勝っているということ。それによって、農薬と化学肥料が大量に使われて、何が被害を受けているかって、土地、そして人間のからだとこころなんだって思った。

誰が悪い、ということではない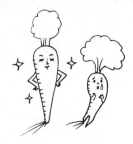よ。システム、ということがそうさせてる。経済優先のシステムって、ものすごく便利な部分もあるんだけれど、「自然」ということと充分な親和性をまだまだつくれていないように感じるんだよね。

　農家さんも、最善の策として農薬を撒く。売る側も、きれいな野菜を売る。買う側も、きれいな野菜がいい！といって買う。

　でも、この全員が、実は目に見えない部分で被害にあっている。

　ちなみに、人的な被害もだけれど、これまでの世の中は、無駄だらけという意見もあるよ。

　たとえば、現代の農法はF1種という種を使ってる。大量にまた一斉に生産物が採れるけれど一代限りで終わる種。これを、たくさん借金してトラクターなどの農機具を買って、農薬・化学肥料まみれで育てる。土はかつてないほど疲弊して、野菜が育ちづらくなっている（育っても栄養価の少ない野菜になっているとか）。

　栄養ドリンクを飲んで、薬や注射を打たないとがんばれない疲れたサラリーマンみたいになってるかもしれないってわけ。土が弱いからまた農薬や化学肥料が必要になる。そうして苦労して苦労して育てて（苦労するのが美徳みたいな世界だったしネ）、でも儲けは少ない、環境も破壊されていく……と。

　でもね、本来、自然っていうのは完全にできていて、

<ruby>小農<rt>しょうのう</rt></ruby>（259ページ）の考えかたでこの自然を活かしたやりかたをすれば、人の手をやたら使わずとも、自分たちが食べる分はちゃんとできるんだよね。それをあれこれいじくって、コントロールして、自然の最高のシステムを壊しているのが、実は人間なのかなとも思う。一見効率いいやりかたが、一番遠回り、みたいなイメージ。

ただ、これからはもっと賢いやりかたがあるんじゃないかな、って感じているよ。自然も人も活かす方法が……。そのヒントを提示しているのが、自然農（自然栽培）のやりかたなんじゃないかなと思ってる。

ちなみに人間のからだでも同じことが起こってるんだよね。

自然に反した暮らしや食生活を続ける。または本来の自分に合っていない生きかたをする→自己免疫力、自然治癒力が下がって病気になる→必要以上に薬を飲む。するとますます自己免疫力、自然治癒力の弱い人間になる→治らないから、また病院にかかる。医療費はかさむばかり→からだも、こころも、社会も経済も弱っていく……と。

でも、もう、この根本の問題に気づいた人があちこちに出現しはじめているという気がするよ。自然に即した暮らしをし、本来の自分自身の姿に戻って生きるという選択をしようという人たちが……。

自滅の道？ 継続の道？

……と！ そんなところまで取材をしながら気づいて

いって、ああ、食べものをスーパーで買うという行為、そういう社会システム自体にそもそも無理があるんだなと思いはじめた頃……。

本当に、すっぱり、みんなでこのシステムをよかれと思ってその中で生きていて、でも、その「システム」自体が、崩壊するように崩壊するようになっている……いってみたら、自分たちは、自分たちが歩く道を歩きながら壊しているようなものなんだなと感づきはじめた頃……。

まずは、応急処置っていうか自分が把握できる範囲で考えると、一人ひとりが土の近く、せめて、農産物が採れる場所の近く、つまり、山間部だったり、大都市以外の場所で住むことが、自然環境に対してすぐできることのひとつではないかナと思いはじめたんだよネ。**一極集中をやめるということが、これ以上自然を汚さないために、まず、すぐできる選択肢かなって。**

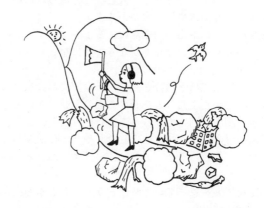

大都市に一極集中していることそのものが自然破壊と繋がっているのだとしたら、なんとか人々が少しずつ分散して、自分で食べるものはできるだけ自分でつくるようにするという暮らしが、まずは、自分自身のいのちと社会にとって安心だろうなと気づきはじめた。

　だいたい、たとえば大地震などの大災害や経済崩壊が起こった時、大都市ってどうしようもないんだよね。水やエネルギーの供給がストップしたらあっという間に住めなくなる。

　トイレは？　水は？　食糧は？　あまりにシステムが複雑に、かつあたりまえに動くようになっているからみんな麻痺しちゃってるんだけれど！　これが、簡単にストップしちゃうんだよね。少し考えればわかること。

　でも、ちょっと考えてみて。

　山や川や海のある場所だったら、トイレは、いざとなったら自然の中でできるよ。穴を掘って埋めればいい。

　水は？　井戸水や湧き水があるよ。

　食糧は？　畑や山や川や海にあるよ。

　自分ひとりくらいなんとかなるようになってる。

　それが自然というものだから。

　一方、都市ではそのほとんどが、全部、お金を介して買うものなんだよね。人を介するものというか。お金の世界が、潤沢に回っているうちはいいけれど、さあ、この経済が混乱して、ストップしたりやりかたが変わったりしたらどうだろう？　一気に、混乱するんじゃないかなあ。

　そんなことを思っていた時にとうとうある本と出合う

ことになったの。それが、中島正さんが書いた『都市を滅ぼせ』という本だったんだよね。

⑯中島正さんが書いた『都市を滅ぼせ』

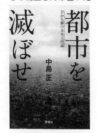

『都市を滅ぼせ―目から鱗の未来文明論』（中島正＝著　双葉社＝刊）「都市を滅ぼせ―これは暴言ではない。都市を滅ぼさなかったら人類が滅ぶのである。都市は実にあらゆる公害の元凶であり、諸悪の根源であったのである。都市をそのままにして公害だけを追放しようとしても、それは徒労に終るしかない。環境破壊（地球公害）は都市機能の活動そのものであり、それは言わば都市の止むに止まれぬ呼吸作用であり、同化作用であり、排泄作用なのであった。真に都市（地球）公害を追放しようとするならば、まず都市そのものを滅ぼさねばならないのである」（本書より抜粋）。そのために、「いかにして都市を逃れ自給自足の小農暮らしを目指すか」を、自然養鶏の第一人者でみずから自給自足的生活を続けていた中島正さんが鋭い筆致で語る。
わたしがこの本を知った当時は絶版で、Amazonなどでは数万という高値がついていました（わたしは家の者が図書館から借りてきていた本を読みました）。その後脚本家の倉本聰さんが後押しされ、2014年双葉社から復刊。2017年中島さんの追悼特集のある『マーマーマガジンフォーメン』3号発売時に増刷となりましたが、それも完売となりました。中島正さんの本には、さらに『みの虫革命―独立農民の書』（十月社出版局＝刊）、『今様、徒然草』（新風舎＝刊）などがあります。ぜひ図書館や古書店でお探しください

『都市を滅ぼせ』の衝撃

　2013年の冬のことだった。

　2011年3月11日以降にもやもやしていたことのひと
つの答えが、この『都市を滅ぼせ』という本に書いてあ
った！　中島正さんの考えは、いたってシンプルだよ。

「都市化が都市の人々を滅ぼす」

　もう、いってみたらこれだけ。

　反論の余地がないと思った。まっとうなことしか書い
ていないんだもの。ものすごくショックだった。雷に打
たれたみたいに。純粋に読書体験として、すごい体験だ
った。自分はなんて、愚かだったんだろうって思ったよ。
そうして、本当に、もう土の近いところで暮らそう、す
ぐに自給自足生活にシフトはできないかもしれないけれ
ど、一気に何もかも変えようとしないで、でも、まずは、
ちいさな一歩でも踏み出そうと決めた。

　場所は、自分の生まれ故郷の岐阜。田んぼも畑もある。
山も川も、うつくしい空気も水もある。そうして、少し
ずつ準備をしていって、2015年の春、岐阜の美濃に会
社ごと移転したんだよね。

　幸運なことに、中島正さんとも交流が生まれたよ。

　そう、たまたま中島正さんは、岐阜の方で、90代半
ばで、まるで桃源郷のような山あいのうつくしい村で、
元気に暮らしておられた。2017年2月にお亡くなりに
なる数か月前まで、お話を聞かせていただき、その3月

には、『マーマーマガジンフォーメン』3号で中島正さんの追悼特集を組んだ。その一部をご紹介すると……。

「都市化が都市の人々を滅ぼす」と中島正さんはいったよ。でも、それを解決する方法も中島さんは提示した。**「独立農民＝みの虫となり民族皆農（みんぞくかいのう）することでこれを回避でき、自然と人とが永続する」**と。

　そう、誰もが、「本当の田舎」に生きて、自分の食い扶持（ぶち）を自分でつくる独立農民になればいいといったの。

　中島さんは、「誰かのために食べ物をつくる必要もない」ともいった。一見すごく過激なんだけれど、でも、小農（自分の食い扶持を自分でつくる農）＝自然循環型自給自足農を誰もが営めば、この自然も、そして人も永続できるというふうにいっているんだよね。

　今の都市生活に慣れきった頭だと最初、「えー、そんなことできるかな」と思うかもしれないけれど、でも、わたしのまわりでは実際にこういう暮らしを志向する人がどんどん増えている。若い人は、どんどん地方や田舎に移住してる。そして畑や田んぼをやるようになってる。メインストリームのニュースではたくさん取り上げられないかもしれないけれど、体感として、その数が増えているのを感じているよ。

　実際の行動はまだできていないけれど、いつか畑や田んぼがある生活をしたいな、また土の近く、自然がある場所で暮らしたいなと考えている人がたくさんいるのだって感じる。本質的でより根源的なものに興味をもつ人が増えているともいえるかもしれない。

　だってちょっと考えたらわかることだよね。中島正さ

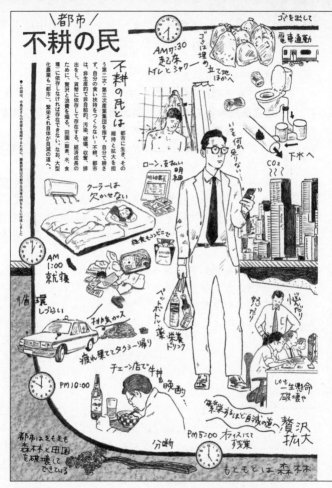

『マーマーマガジンフォーメン』3号 中島正追悼特集 中島正思想入門 みの虫生活のすすめより

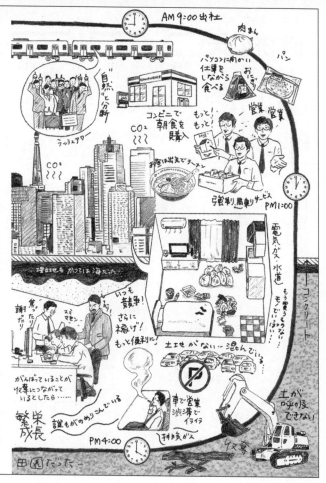

イラスト＝藤田翔

261

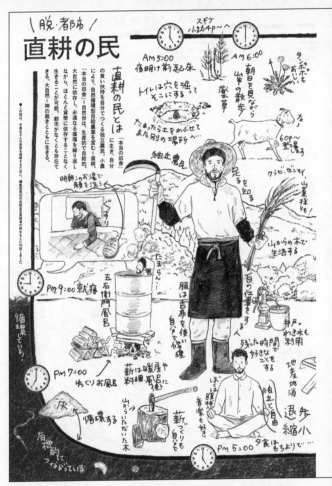

『マーマーマガジンフォーメン』3号 中島正追悼特集 中島正思想入門 みの虫生活のすすめより

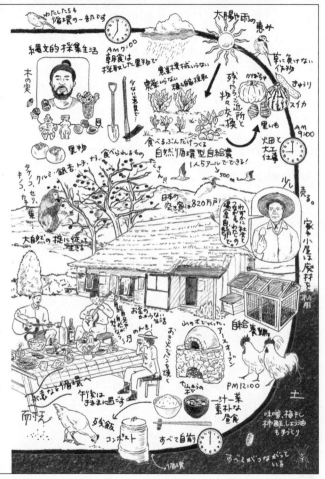

イラスト＝藤田翔

263

んは、こういってるの。「田舎は都市がなくなっても滅びない。でも、都市は田舎（農作物などを生産する場所、飲める水やうつくしい空気をつくりだす場所）がなければ存在できない」って。

　なんとなんとあたりまえなことを忘れて暮らしてきたのだろうって思うよ！

⑰ちいさな一歩でも踏み出そうと決めた
まずは大都市から離れることを第一歩としました。いきなり完全自給自足生活を送るより、徐々にシフトしていこうと……。畑や田んぼ、山や川がすぐ近くにある場への引っ越しが、まず第一歩でした

脱・都市生活から第三の選択へ

　都市化は、もちろん、この今も加速している。
　2008 年に、なんと、大都市の人口が、そうではない場所の人口をいよいよ⑱上回ったんだって。
　でも、都会は実際どうなってる？
　大都市の人たちから聞く声は、日に日に厳しくなっている気がする。個人的に、ここ 1、2 か月でちょっと耳にしただけでも……満員電車は、しょっちゅう人身事故を起こしてる。人身事故が起こると、中には「会社にまた遅れる」と舌打ちする人がいる。電車の中では、小競り合いが起きる。会社での仕事は忙しくなるばかり。会社のシステムがもう限界にきている。保育園は万年不足している。街が全体的にギスギスしたムード……といった話がある。
　実際に、わたしは、東京に約 25 年住んで、東京の街

も好きだった。刺激的だし、たのしいことが毎日あって、活気があって。人間的に魅力的な人、おもしろい情報で溢れてる。『マーマーマガジン』だって都市から生まれたのだし。

でもね、岐阜の美濃へ移住をして約3年が経つんだけれど（2017年現在）……引っ越してきてよかったことしかない。本当だよ。

何がよかったって、空気がきれい。水がおいしい。畑がすぐ近くにあって、全部とはいわないけれど自分でつくったものを食べられる。
⑲

「道の駅」には、地元の農産物がたくさん並んでいる。物々交換もすごくたくさんあって、とにかくお金を使わない暮らしになった。そしてね、編集部のスタッフたち
⑳
もみんな近くに暮らしているんだけれど……これが本当に、筆舌しがたい安心感がある。

東京にいた時に比べて、子どもや高齢の方々など、年齢が違う方たちと交流する機会もものすごく増えた。これはとても自然な感じがするよ。窓の外に、また道に出れば、いつも山々が見えて、季節の移ろいが感じられる。

これもものすごく心身の滋養になっていると感じるよ。

2017年からは、お米づくりも生まれてはじめて経験したんだけれど、すべて機械を使わずに行い、大勢で仕事をする「結」の経験もした。なんとはなしに、誰もが
⑳
自然に自分の役割を見つけて動き、自然と大きなうねりとなって、ひとつの仕事となっていく。これはちょっと感動的。

あとね、編集部のランチも今、ご飯とお味噌汁だけ当番の人がつくって、おかずをもちよりにしているんだけ

れど、それも、別にいつ休んでもいいことになっている
のね。今日はつくりたくないなあと思ったら、つくらな
くていいわけ。それでも、毎回、すごく豊富なおかずの
量で、しかも、メニューが毎回違う。「大勢いる」とい
うことのメリットがすごくたくさんあるんだよね。

　しかもランチの経済は、ドネーションで賄われてる。

　そう、何よりね、なんか、こう、大勢のエネルギーが
集まるたのしさというか、愉快さみたいなのがあって、
何とも心地いいんだよね。文章にするのは難しいんだけ
れど。都会でも、同じような生活をしていたつもりなん
だけれど、何かが違う。何が違うんだろう？　田舎や地
方都市だと情報が少ないぶん、みんなで集うと純粋にた
のしく感じられるということなのか……。

　そうそう、田んぼの経験もことばにするのが本当に難
しい。

　まあエピソードでいえば、何だろうな、田んぼでスタ
ッフなんかと話していると、ふだん話せないようなこと
をぽつぽつと話せたりね。

　あれは一体何なんだろう……。

　からだもこころもゆるんでいるといったらいいのかな
……。

　その快楽もあるのかもしれない。

　実際に、わたしは、岐阜の山あいのちいさな町に引っ
越して、本当にしあわせを感じている。しみじみと。な
んともいえない安心感がいつもあって、リラックスして
いて、そこはかとなくワクワクしていて、クリエイティ
ブな気分がいつも湧き上がってくる。

　気持ちが張らない。緊張していない。心身ともに健康

になったし、自分比でしかないけれど、おおらかになっ
たのを感じるんだよね。繰り返しになるけれど、人口の
少ない町にいること、そして、前より「貨幣経済」から
緩やかに遠ざかっていることと関係があると感じる。流
れている時間もまったく違うからね。ものすごくスロー。㉗

　さらにより個人的な側面から見ても、畑や田んぼへ行
くといらないエネルギーを置いて、帰りは必要な滋養、
そして必要なエネルギーをいただいてくることができる。

　野菜をスーパーで買う生活が、環境問題にどうとか、
社会構造にどんな影響があるとかそういうことを一切抜
きにしても、

こんなおもしろいことを
都市生活ではスポイルされてしまっているんだ！

　というのは、すごく感じるかな。純粋に、家があって、
その前に畑と田んぼがあってネ、それで、自分で食べる
ものは基本自分でつくって、で、空いた時間で好きなこ
とをする。音楽をしたい人はして、絵を描きたい人は絵
を描く。誰かのからだに施術してもいい。

　こんなふうに文章を書いてもいい。これは、本当にク
リエイティブなことだよ！　芸術家でなくたって誰もが
芸術家になれる場と時間が確保できる。

　そういう生活、「えー、実際にありえない！」と思っ
てしまう人もいるかもしれないけれど、想像でいいから、
ちょっと思い浮かべてみてほしいんだよね。だって、ほ
んの100年前くらい前までは大勢の人たちがそんなふう
に暮らしてたのだもの。

⑱大都市の人口が、そうではない場所の人口をいよいよ上回った

『NATURE FIX 自然が最高の脳をつくる――最新科学でわかった創造性と幸福感の高め方』（フローレンス・ウィリアムズ＝著　栗木さつき、森嶋マリ＝訳　NHK出版＝刊）71 ページ

⑲自分でつくったものを食べられる

2015 年移住直後から畑で季節の野菜やハーブを育て、2017 年からは田んぼでお米づくりもスタートしました。まったく未熟で手探りの状態、片手間の状況でも、それでも作物は育つということを感じています。売り物ではなく、自分たちが食べるぶんだけをつくるのにどれくらいの労力がかかるかがわかるようになりましたし、毎日長時間過酷な労働を強いられるわけでは一切ないです。そのことがわかっただけでも、大きな収穫でした

⑳とにかくお金を使わない暮らしになった

経済的に楽になったということだけではなく、経済の問題を超える恩恵が、「お金を使わない暮らし」には含まれているような気がします。わたしの場合は、人との交流が増え、関わる人の多様性が増しました（子どもから高齢者まで幅広い年齢層の人とつきあうようになりました）。ゆったりとした時間が増え、過ごす土地の広さが変わりました。健康になり、こころも穏やかになったと感じます。世界を見る目も、多様性の中にいるせいか、以前よりも広くなったと感じます（以前は、ある年齢層を中心にした発想、ものの見方をしていたなと思います）

㉑「結」

104 ページ㉑参照

㉒ドネーション

「寄付」「寄贈」を意味する英単語で、何かをしてくれた相手に対して、してもらったほうが好きな金額を支払うという制度。お金ではなく、ものや労働でお返しする場合もあります。最近、こうしたお金を介さないやりとりが、少しずつ増えてきているのを感じます

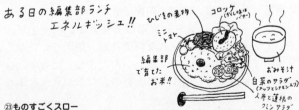

㉓ものすごくスロー

山あいの町の料理屋さんなどへ行って最初に驚いたのは、「できないメニュー」が結構あるということでした。土曜日や日曜日に休むお店も多いです。都市より

も、自分の暮らしや自分のペースを大事にしている人が多いと感じます。でもそれで本当に困るということもない。都市では、サービスという名で過剰にお客様に合わせ、そのことによって労働条件が厳しくなっている……その両方のよい点・そうではない点があるとは思いますが、こちらの人々のマイペース具合を見て、ある意味、パリとか、海外の人たちみたいだなと思うようになり、実はそういう態度のほうが一般的なのかもしれないと思うようにもなりました。いつもどこでもお店があいていてもどのメニューもすべて完璧に揃っているというのはすてきなことだけれど、人への負担も大きいのかな、と思います

自分にとって本当の豊かさとは？

　「いや、ちょっと待って！　でもその頃は、貧しくて生活も大変で、寿命も短くて……今の時代のほうがすごくいいじゃん！」

　という声もあるかもしれないネ。

　もちろん、それもわかる。

　ただね、本当に本当に本当に本当に、自分は、何のために生まれてきたんだろう、自分は、何をしているとたのしいなあって思うんだろうっていよいよ考える時が来ていると思うんだよね。

　最終的には滅びることがわかっている……便利さと効率と合理性を追求した結果、自分たちの首をしめる、そういうシステムの中で、自分にはなくてはならない空気と水という最重要インフラを汚すシステムの一部になるのと、そうではない生き方をするのとではどちらが自分はしたいのか……？　自分にとって何が豊かさなのか？

　豊かっていうとついつい経済的な豊かさを思い浮かべてしまうけれど……もちろん、経済的な豊かさもすてきなんだよ！　でも、これからの豊かさはもっともっと変

わっていく気がする。

　ね、本当の豊かさって何なんだろうね。それはきっと、一人ひとりの胸の中にその答えがありそうだよね。

豊かさについて真剣に考える

　ちなみに！　わたしが考える豊かさって、こんな感じ。
　大勢の人たちがすばらしい大自然の中に、『アナスタシア』に登場するようなダーチャをもっている。大都市に一極集中ではなくて、ほうぼうに散らばっていて、その地域地域の特徴が色濃くあって、ことばも服装も考え方なんかもみんなそれぞれ違っていて、で、基本、そこで、エネルギーも、食糧も自給自足できている。どうしても足りないものだけ、外の世界と交換している。
　「足るを知る」を実践していて、みんな「労働」はしない。
　畑仕事や、田んぼの仕事はする。でも、自然に即した育て方をしているから労力が最小限で済む。空いた時間は、自分の好きなことをして、それが結果、お金のようなものをうみ、それだけで経済が回っている。
　大勢の人が一斉に受けるようなサービス（学校とか）もなくなって、もっと個々のニーズに従う、独学をベースにした教育や介護で溢れている。
　エネルギーも、フリーエネルギーが利用できるようになっていて、誰もそれを奪い合わなくて済むようになっている。環境にもよい上に、全員が充分暮らしていけるエネルギーを受給できるシステムになっている。

孤独な人がひとりもいなくて、みんなが安心しておもしろおかしく暮らしている。病気にかかる人がいなくなって、みんな自然に高い健康を保持している。

　自然には、すばらしい果物や作物がたくさん育って、いつもおいしいもので溢れて、誰もが満たされている。空気は、驚くほどうつくしくて、吸うだけでうっとりするほど元気が出る。お水も飲むだけで、全身にパワーがみなぎり、本来の自分の力を発揮できるようになる。不調だって、すぐに整う。そんなお水があちこちで湧いて自由に飲めて使うことができる。

　すべての存在が平等で、尊敬し合っていて動物たちとも、たのしい交流があって、人間と協力しあっていて、たとえば鳥が肩に自然に止まるような感じ……。って！そんな桃源郷ありうる!?　て思う方もいるかもしれないね。

　でもね、もう、部分的には、わたしのまわりや、知っている人の中では実現していることなんだよね。

　すべてが一気にっていうわけにはいかないし、地球という個性が、どうも、清濁あれこれ全部やってみたいという実験の星だという説があるから、わたしとしては、自分がおもしろそうだなと思うことに向かいつつ、社会全体はまた違う動きも、あるんだろうけれど。

　そうそう、でもネ、本当に世の中、どうなっちゃうんだろうって思う反面、びっくりするような平和的な話もあるんだよ。

　もう日本中で、また世界で、「うつくしい例」っていっぱいいっぱいあるんだよね。古くてあたらしい暮らし、とでも言ったらいいのかな。昔のすばらしい知恵を、現

代のシステムと合体させて共存させている例。

　驚くような許しだったり、二項対立ではなくて第三の選択による解決を行っている例。自分でアンテナを張って、目を見開いていれば、こここそが桃源郷って思えるような、そんな世界や、そこに向かっている場や人たちがたくさんいるの。

　そうしてそういう人々の暮らしは、うつくしいよ。

　自然と共存し、人や動物と調和し、自分自身も満足して、希望をもって好きなことをして暮らしている。そんな暮らしや生き方に、ぜひフォーカスしてみてほしいな。特に若い人たちには、そんな感性がある人たちがたくさんいるみたい。今生まれてきている子どもたちはなおさらだよね（あっ、でも、もちろん、こういう「古くてあたらしい、うつくしい暮らし」に興味のない人もいると思う。その自由もぜひ尊重するようにしてみてネ）。

　わたし自身、こういった文章を書いたり、本や雑誌をつくる仕事をマイペースで行ったりしながら、畑や田んぼに携わったり、家の仕事をしたり、スタッフや周りの人たちと交流したり、好きな音楽を奏でたり、何かそんな暮らしをより一層たのしんでいこうって思っているよ。毎日の暮らしが楽園、というような。

　そうそう、こないだね、生まれてはじめて自分たちでつくったお米をていねいに土鍋で炊いて、食べたんだよね。お米づくりをメインで行ったつれあいと一緒にね。

　最初、ふたりとも無言だった。

　なんか、ことばがでなかったよ。

　わたしのパートナーは、ふわふわ、ピカピカの新米をおかずを食べずに、ただ新米だけを、何度も何度も口に

入れて食べ続けてた。
「どう？」って聞いても答えがないの。
無言で、ご飯だけ食べてる。
それでネ。しばらく黙っててこういったの。

　「……幸福です」

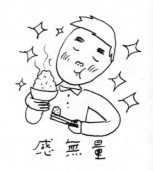

感無量

　自分でつくったものを自分で食べるっておそらく、本
当に、シンプルに幸福なことなんだよね。それでこころ
もからだも満ち足りるの。きっと。
　貯金がいくらあるとか、いい会社に就職するとか、昇
進するとか、いい仕事をするとか、認められるとか、ギ
ャラがもらえるとか、人によっては会社を上場させると
か、あとは、好きな誰かと恋愛するとか結婚するとか、
子どもを出産して育児をするとか、家を建てるとか、欲
しかったものを買うとか、旅行するとか、食べたいもの
食べるとか、そりゃみんな、たのしくておもしろくて意
義深いことだと思うよ。みんな、みんな、すばらしい。

しかもそのすばらしさや意義は、人によって違うよね。

　でもね、この、ごくごくシンプルな、自分でつくった稲が実っていって、そうしてそのお米を炊いて食べるという、自然からの恩恵をダイレクトに受け取る幸福感って一見地味なようだけれど、ものすごいパワフルなんだと思った。生存と関わる幸福感ってもう、びっくりする幸福感なんだよね。自分がどっしりする感じ。地に足をつけて、しっかり立ってる感じ。この地球が自分をしっかり支えてて、いつだって安心という感覚。もう、ことばじゃない世界だよね。その土地の微生物たちと共働しつつ、微生物たちが自分たちを祝福している感覚……。満ち足りていて、本当にこころの底からありがとうって気持ちが湧き出てくる感じ……。そんな幸福感で満たされることが豊かさっていうような気がするんだよね。

　そんな喜びを自然と触れ合わない都市部の人はスポイルされている。そんな気がするよ。

　あたらしい世界はうつくしいんだと思う。このうつくしさは、誰にとっても感じられる滋味深いうつくしさだよ。そんな世界が、本当に、今、はじまろうとしているのを肌でひしひしと感じてる。

　これは大げさなことじゃない。

　いつの間にかはじまって、気づいたら、まわりにもうできていた！　みたいな世界。どこにいても、どうぞ、そんな世界のはじまりを、自分らしいやりかたで、ぜひ見つけてみてね。これまでの古い思い込みは外してね。

　きっとそんな世界の人間は、自然と調和し、誰もが本来の自分でいて、無邪気にうつくしく光り輝いているんだろうね。それが本当の人間の姿なのかもしれないなあ

って、そんなふうに感じているよ。

㉔『アナスタシア』
ロシア・シベリアの森の中、たぐいまれな美貌と叡智、そして超能力をもち、完全に自然と調和して暮らす女性、アナスタシアをめぐるお話。響きわたるシベリア杉、リンギング・シダーの謎を探る実業家ウラジーミル・メグレは、オビ川のほとりで家ももちものも持たず、極寒のシベリアで薄着一枚＆素足という格好で、森に自生するものだけで暮らすアナスタシアに出会います。アナスタシアと共に過ごす中、この世界のこと、この宇宙のことを、驚くべき明晰さ、そして深い愛情とともに教えてもらい……。1996年ロシアで初版本が発刊されると口コミで瞬く間に世界中に広がり、1年後には何百万を超えるミリオンセラーに。全9巻が発刊されているそうです。日本では2012年から発刊され、現在8巻（上・下）までが出版されています。なおダーチャとは、ロシアにある畑つきの小屋（あるいはセカンドハウス）のこと。都会にいても週末はダーチャで過ごす人たちが多く、ロシアの都会では、約半数が、田舎では9割の人たちが、自分の食べものを自分でつくっており、ダーチャ人口は1億人を超えるとか。「面積では農地の7パーセントに過ぎないダーチャで、ロシアの農産物の51パーセントが生産されているといいます」（『アナスタシア』第1巻きくちゆみさんの解説「地球を平和で持続可能な星に」より）。ロシア大陸の人々は、国家が崩壊し、物資が枯渇したときも、ダーチャがもたらす恵みで、たくましく生き延びたのだそうです。自分の奥深くに眠る敬虔さ、明晰さ、霊性が呼び覚まされるうつくしく、あたらしいストーリーです

㉕実験の星だという説
友人で有機農業を営むUさんが、星の物語を紡いでおられ、地球についてそんなふうにおっしゃっていました。Uさんによると、地球は清濁あわせのんだ、なんでもアリの星で、さまざまな周波数が渾然一体となっている中で、どういう進化を遂げるのか、宇宙的にはたくさんの注目を集めているのだそうです。科学的な話ではありませんが、この地球のイメージが現状を受け入れる大きなヒントになりました

☆今日いますぐできること

今すぐ今の生活に自然を取り入れてみる

空を見上げてみる。道を歩いて、草木を感じてみる

◇近いうちにできること

自分にとって本当の豊かさってなんだろうって考え
てみる

プランターでハーブなどを育ててみる。田舎へ畑や
田んぼの見学へ行く。市民農園などで野菜を育てて
みる

♡将来おすすめしたいトライ

豊かだなと思う生活にシフトできるよう行動をはじめ
める

◎おすすめの本

『マーマーマガジンフォーメン』創刊号、2号、3号
(エムエム・ブックス=刊)

『わたしの中の自然に目覚めて生きるのです　増補
版』(服部みれい=著　ちくま文庫)

『アナスタシア』(「アナスタシア」第1巻)、『響きわた
るシベリア杉』(第2巻)、『愛の空間』(第3巻)(ウラ
ジーミル・メグレ=著　岩砂晶子=監修　水木綾子=訳　ナ
チュラルスピリット=刊)

『共同の創造』(第4巻)、『私たちは何者なのか』(第
5巻)、『一族の書』(第6巻)、『生命のエネルギー』
(第7巻)、『新しい文明』(第8巻上・下)(ウラジーミ

ル・メグレ＝著　岩砂晶子＝監修　にしやまやすよ＝訳　直日＝刊）

『パパラギ―はじめて文明を見た南海の酋長ツイアビの演説集』（エーリッヒ・ショイルマン＝著　岡崎照男＝訳　SB文庫）

『自然農法　わら一本の革命』（福岡正信＝著　春秋社＝刊）

『ニンジンから宇宙へ―よみがえる母なる大地』（赤峰勝人＝著　なずなワールド＝刊）

『半農半Xという生き方［決定版］』（塩見直紀＝著　ちくま文庫）

『都会からはじまる新しい生き方のデザイン』（ソーヤー海＝監修　東京アーバンパーマカルチャー編集部＝編　エムエム・ブックス＝刊）

『週末ファーマーのすすめ―クラインガルテン入門』（TABILISTA編集部＝編　双葉社＝刊）

『これならできる！　自然菜園―耕さず草を生やして共育ち』（竹内孝功＝著　農山漁村文化協会＝刊）

『自然農・栽培の手引き―いのちの営み、田畑の営み』（川口由一＝監修　鏡山悦子＝著　南方新社＝刊）

■さらに深めたい人に
豊かだなと思う生活に勇気をもってシフトする

まったく あたらしい 時代に 向けて

今、誰もが世界の大変化の時！
って感じているんじゃないかな？
そんな時こそ、「(自分が)どう世界を見ているか」が
ますます大切だなって感じるよ。
しかもその視点は、自分のからだやこころの状態と
とても関係がある！
だったら、できる限り整えるしかないのかなって思うかな。
最新で感じていること、この５年間での体験を
急ぎ足でお届けします！

この本の単行本が2018年に発刊されてから5年。
　あの頃が「前世ではッ!?」と感じるくらい、この数年の変化の大きいことといったら！　もう時系列でいろいろなことが思い出せないくらい、時間の感覚が変わってしまったような気がするよ。
　特に2019年の暮れからはじまった感染症の騒動は、たくさんの変化を引き起こした。世界情勢だって不安定だし、国内外の様子を見ても「ええっ!?」って叫び出したくなるようなネガティブなことがいっぱいある。正直、わたし自身、「これからこの世界はどうなるの!?」って思うこともあるよ。ただね、はっきりとわかっていて、同時に自分を冷静にさせるのは、

今、世界の大転換期なのだ

という事実なの。このことがよくわかっていたら、目先の情報にやたらと振り回されることなく、また過度にものごとを楽観視しすぎたり、逆に何も感じないように自分の感性を閉じまくったり、無思考になって誰かのいうなりになったり、ネガティブになりすぎたりしないで、自分らしく日々穏やかに生きられるんじゃないかなと思ってる。「転換期なんだ。だからいろいろなことが揺らぐし、価値観も古いままじゃないよね」って。揺らいでいいんだなって。
　いやね、ますます二極化どころか、多極化の流れは激しくなっている気がする。たくさんの「正しい」がぶつかり、嚙み合わなくなっている。あんなに気が合っていた人とも、よく話してみたら全然違うことを感じていた

（愕然）！　とかね。

　でもね、このことも、より前向きに捉えることができるような気がしてるの。それはね、

それぞれがより個になっていきながら、全体と調和していくという時代に入った

っていうことだと強く感じるからなんだ。

　そう、この大転換期の大チャンスは、まぎれもなく「自分に戻る」っていうことに尽きると思う。

　よく「自分軸をたいせつに」なんていったりするけれど、まさに、自分が何が好きで何が好きじゃないか、自分にとってのここちよさってどういう状態のことなのか、たのしいことは何か、たいせつなことは何なのかを、「誰かの意見」ではなくて、自分で感じて、選んで、行動していくってことだと思うんだ（そしてそれは近くの誰かと違っていたっていいんだよね）。

　こういう大混乱期は、「正しい」の価値基準って、ますます人それぞれになるから、やっぱり自分にとっての「たのしい」だったり「ここちよさ」をたいせつにするといいのかなって感じる。「頭」より「からだ」を信じるといい、というかね。目に見えることもだけれど、目に見えないこともますます大事になっていくと感じるよ。

　しかもね、世の中全体で、「セルフラブ」だったり「自愛」というワードをたくさん見るようになった。

　ますますこの書籍シリーズのテーマである「あたらしい自分になる＝本来の自分になる」だったり、「自分を

たいせつにすること」というようなことが、広がってき
ていると感じる。
　わたし自身もね、「もう、みなさん一人ひとりで充分
自分をケアし続けられる！」ってセルフケアの発信につ
いてやり終えたという気持ちが2023年の春に突然湧き
起こり！　2011年からの12年間のひとくぎりを感じて
いるんだ。

　そういうわけで、ここでは、わたしがこの5年で体験
したことについては、ごくごくサラッとご紹介するまで
にするね。みなさん、もう、自分で探したり、選んだり
が、充分できるようになっていると感じるし、これから
もご自分の力で自分にぴったりの知恵を得ていけると思
うの。万が一困るようなことがあったら、このシリーズ
本を読み直してみたらいいんだしね！（何年か経って読
み直したら、「その時の自分」にぴったりの知恵が見つ
かったっていう声をよく聞くよ！）

　まず、この「大転換期なのだ」ということへのヒント
になったのは「天縄文理論」という考え方。時代は、
2500年ずつ変化していて、いよいよ「天縄文時代」（あ
たらしい縄文時代）がやってくるというものなの。人々
がより個になっていく、ピラミッド型ではなくて円型の
世界になっていく、などなど小山内洋子さんという方が
書いている関連書籍を読んで本当に腑に落ちたヨ！

　エドガー・ケイシー療法も実践しているよ。特にお気
に入りなのが、1年に数回、集中的なデトックスとして

281

「ひまし湯湿布」をすること。とても深い休息と排泄を促す方法だなと感じてる。集中的なケアといえば、ロミロミ③も年に1回受けている。わたしが受けているのは、より専門性の高いクリニカルロミロミ、というもの。ハワイのローカヒロミロミの思想からも「中庸（ポノ）でいること」といったとても大切な知恵を学んでいるよ。

　また、日々のケアとしては、サイバーリーディング「ルン・ル」（234ページ）は日々聴いているし、白隠禅師の「軟酥の法」（黄金のバターが頭から爪先まで染み渡っていくというイメージ療法）も、朝の瞑想の後に必ず行っているよ！
　さらにはね、アーティストでセラピストkaiさんによる「チャクラ講座」を受けたことも④、自分の進化に本当に役立っている。「チャクラ」って以前はまったくピンとこなかったんだけれど、kaiさんの説明ってすごくわかりやすくておもしろくて！　自己理解と他者理解にものすごく役立っているよ。

　自然農の田んぼも今年で5年目となったし、今年は畑もすごく張り切ってる！　今、自分で採取したホワイトセージ（ハーブ）の種で苗から育てていて、いよいよ芽が出てきてワクワクしているところ！　畑は、「食べるため」ということもあるけれど、ただただ純粋に自然と一緒にあそんでもらっている場、という感じ。畑へ行くとからだもこころもスッキリするよ！

　……と！　もちろんこれまで実践してきたことも続け

ながら、興味のあるあたらしいことも学び実践する日々。そしてね、今感じていることは、『五つの傷』の著者・リズ・ブルボーもいっていたことだけれど、「人生は完璧！」ってことなの。自分の置かれた場、人間関係、人生で起こること、これらを「100％自分の責任」と見て、受け入れ、誰かのせいにしないで、精一杯生き切るということが、自分の魂の成長そのものになっていくんだなって。

　今、そのために自分でできることがどんどんオープンになっているから、ぜひ、自分に合うものを見つけていってみてね。あ！　見つけていく時の注意点を「文庫版あとがき」（344ページ）に書いておくから、参考にしていただけたらうれしいです。

　どんなことがあっても、必ず、「道」はあるし、大ピンチ！　っていう時ほど大チャンスなんだって忘れないでいてほしいな。

　ますます自分に戻っていく旅を喜びいっぱい、たのしみ、味わって、歩んでいってくださいね。

①天縄文理論
宇宙物理学研究家の故・小笠原慎吾さんが研究した理論。世の中を動かす宇宙プログラムの仕組み、天変地異や異常気象の背景、大転換期特有の浄化・消化のプロセス、仕事（魂職）、暮らし、経済、教育、人間関係などが独自の視点で解き明かされる。世界は、地縄文時代（詰）、地弥生時代（組）、天縄文時代（皇）、天弥生時代（執）を、2500年ごとに変化していくと考える。1万年で1サイクル。この理論では、現在、1万年ごとのサイクルの46代目の、祖から皇の時代への移行期。祖の時代はピラミッド型で男性中心の社会で、仕事や活動をチームで行い、「競争し、がんばる」のがよいとされていたが、皇の時代になると円型で女性中心の社会となり、個が大事になり、「がんばらず、ゆっくりやる。たの

しく楽にやるのがいい」とされる。腑に落ちる視点が満載の理論。関連書籍に『改訂版　大転換期の後 皇の時代』（小山内洋子＝著　コスモ21＝刊）、『いよいよはじまる、皇の時代』（小山内洋子＝著　エムエム・ブックス＝刊）など

②エドガー・ケイシー療法

催眠状態でたくさんの知恵と知識を残した、エドガー・ケイシー（1877－1945）によるリーディングを基軸にした療法のこと。ケイシーは、「循環」「同化」「休息｜休眠」「排泄」の4つの原理を示し、中でも、排泄法を非常に重視した。食事療法のほか、「ひまし油（温熱）湿布」「リンゴダイエット」「コロニクス（洗腸）」などを勧めている。血行やリンパ液の循環を促すものとして、オイルを使ったボディケア、入浴法なども知られている

③ロミロミ

古代ハワイアンの時代から1000年以上の歴史がある、ハワイの伝統的な民間療法、ヒーリング法。「ローカヒロミロミ」の「ローカヒ」は調和をあらわし、人間が肉体、思考、魂のバランスを取り戻し、神々、人、自然の関わりの中で、ポノ（あるべき状態｜中庸）に戻すことを目的としている。手のひらだけではなく、時には石なども使い、からだの凝りや炎症、エネルギー的な滞りを癒す。クリニカルロミロミは、治療的なロミロミの意

④kaiさん

2011年東日本大震災を経験してスピリチュアルカウンセラーに。現在は対面のセッションはお休みし、鎌倉にてオンラインサロンや、不定期のショップのほか、執筆活動を行っている。YouTube「チャクラチャンネル」など、「チャクラ」を基軸とした発信も多数

⑤リズ・ブルボー

世界26か国で発刊され、ベストセラーを記録した『〈からだ〉の声を聞きなさい—あなたの中のスピリチュアルな友人』著者。世界各国でワークショップを開催。肉体、感情、精神、霊的なレベルに耳を傾け、自分で自分にヒントを得るメソッドを伝え続ける。自分の中にある傷に気づいて自分を取り戻す方法を示す『五つの傷—心の痛みをとりのぞき本当の自分になるために』、450項目もの心身の不調の原因と対策を解説する『自分を愛して！—病気と不調があなたに伝える〈からだ〉からのメッセージ』（すべて浅岡夢＝訳　ハート出版＝刊）ほか著書多数

4
インタビュー
達人に会いにいく

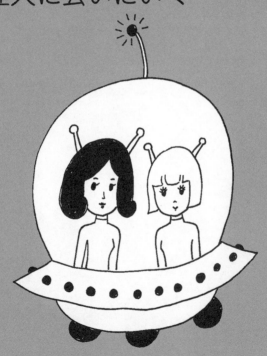

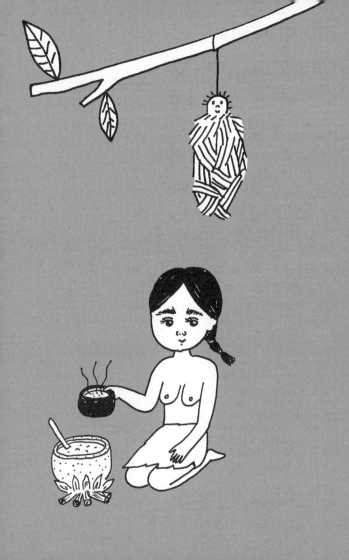

真実の性の伝道師

夏目祭子さん

1000年代から2000年代になり、
女性性がクローズアップされる時代に。
うつくしい自分になる上で欠くことのできない
性のお話をお届けします。
性行為は、本来、大いなる自然とつながる「全体の体験」。
なのに、「部分の体験」に
おとしめられてしまっているとしたら……？
からだとこころが生命の源から切り離されるのではなく、
ひとつに統合され、安心して自分自身でいられるような、
肉体の快楽を超えた、うつくしいエネルギー交流としての
「本来の性行為」について、夏目祭子さんにうかがいました。

【なつめ・まつりこ】「真実の性の語り部」作家、性と食の専門セラピスト。一般
社団法人「性・愛・命の学び舎」代表理事。女性医療ネットワーク認定・女性の
健康総合アドバイザー、心身機能研究家。2002年より「大人から学び直す、幸
せな性の生涯教育」を全国で展開。性のイメージを明るく豊かで美しいものに塗
り替え、多くの医師・助産師からも支持されている。2000年代より、日本で初
めて腸とダイエットを結びつけた《腸脳快感アンチダイエット》も提唱。主な著
書に『あなたが目覚める愛と性のギフト─至福の男女関係をつくる［６つの封印
解除］』『親子で学ぶ「幸せな性」と命のお話─本当の自分の心と体がつながる性
教育』（ともに徳間書店＝刊）『太らない人のヒミツ─腸で考え・脳で感じて・美
力めざめる』（彩雲出版＝刊）などがある。

聞き手＝服部みれい　取材と文＝林美穂、マーマーマガジン編集部
初出 『マーマーマガジン』17号（2012年12月、エムエム・ブックス＝刊）

目を合わせるだけで

服部みれい（以下、は） 夏目祭子さんの性のご本、ちょっと前から、わたしのまわりでブームなんです。わたしたちが性に関して、いかにマインドコントロールを受けているかを知って、本当にがく然としています。ときに宗教であったり、今はマスコミであったりが、相当「セックスとはこういうもの」とわたしたちに刷り込んでいる。タブー視したり、罪悪感をもたせたり、陰のものにしたり……。現代人が「セックス」と聞いて想像するものと、本来のものが違いすぎますよね。

夏目祭子さん（以下、夏） まず、みなさん、性行為のことを「セックス」といいますよね。でも本来、英語の「SEX」は「性別」を表すことばで、意味をずらした和製英語になっているんです。昔、日本ではどういっていたか知っていますか？

は えー、何だろう？ 確かに、祖母が「セックス」なんていっていたとは到底思えませんし……。

夏 セックスということばが文章に登場するのは、1950年代からです。一般的になったのは80年代中ごろからですね。バブル少し前は「ベッドイン」なんていうことばもありましたが。

は な、懐かしい（笑）。そ

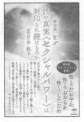

『[新装版] なぜ性の真実〈セクシャルパワー〉は封印され続けるのか』

（夏目（櫻）祭子＝著　ヒカルランド＝刊）自然と一体になる性エネルギーの交流に真実の愛を見つける鍵が。こころを伴わないセックスの本当のリスクは、その人の運命を狂わせてしまうことだ、とも

れ以前はなんていってたんですか？

夏 「アレ」っていったり（笑）。あえていうなら、「寝る」、「女を抱く」あと「共寝する」でしょうか。古くは「しとねをともにする」という表現もありました。

は もっと昔は？

夏 「ちぎり」です。『古事記』や『源氏物語』でも「ちぎりを結ぶ」「ちぎりを交わす」とあります。

は ちぎり！ 「実はあの人と、とうとうちぎったよ」みたいな。

夏 はい。さらに、「ちぎり」よりもっと昔をたどると、大和ことばで「目合い」ということばがあるんです。目を合わせただけで、ビキーンとくる感じがお互いに伝わることありますよね。「目合い」は「性行為」の意味とされていますけれど、「ただ目を合わせるだけのこと」という説もあります。つまり、目を合

わせるだけで"この人"と感じ合って、その流れで、自然と男女がセックスにいたる。そういう「自然婚」みたいな形が一般的だったのでしょうね。

は 目合い、いい！ ちなみにそれはいつごろの話ですか。

夏 縄文時代のころです。そのころの住居は丸型で、中央にはかまどがありました。そのかまどの火を守るのは、女性の役目だったんです。女性が番をしているところに、男性がやってきて、女性が煮炊きしたものを食べさせてもらう。そこには何の契約もありませんが、「食事」と「性行為」をともにすることで自然にカップル成立となったのでしょう。

西洋では、「目合い」の世界を探すには神話のような時代にまで遡らなければなりません。宗教の厳しい戒律によって人々のこころと生活が規制される以前の世界ですね。

そのころは、世界中どこでも、「性」は「聖」なるものだったのです。

歪められた、聖なる性

は 「性が聖なるもの」だったとは、古代メソポタミアの神殿で神事として性行為が行われていた、とかいう話のころのことですか。

夏 それは過渡期ですね。キプロス島にあったアフロディーテ神殿では、巫女と参拝客が交わっていたのですが、性を「聖なるもの」と扱う一方で、それを利用して参拝客を集めていたという側面もあったんです。それ以前の本当の「聖なる性」は、何の制約もない、「今、ここにある生命を、高らかに謳歌する」といった感覚でした。当時の人々にとってセックスは、大いなる自然現象の一部のようなものだったのですね。

は 大らかで、すてきです。

夏 陰陽でいうと、男性は「陽」で女性は「陰」とされていますよね。物質に置き換えると陽は「火」で、陰は「水」です。女性のからだは全体的には水の性質なんだけど、子宮や女性器のところにだけ火をもっているんですよ。性に関するところだけ火の性質なんです。水と火を併せもつタオ(道)の太極図①がまさにそれを表わしています。

性欲でたとえると、男性は「火」だから、欲望がかき立てられるとすぐにパッと燃え上がって即行動となります。一方、女性は「水」だから、ゆっくり時間をかけてあたためられて、ある臨界点にまで達したら、パッと沸騰する。つまり、熱くなる速さが違うだけで、性欲は男性にも女性にもあるんです。

は では、聖なる性が姿を変えたのは、いつごろだったのでしょうか。

夏 男性が国家を打ち立てて、

男性主導の社会になった古代からすでに変わりはじめていました。本来の真実の性は、女性が尊重されていた時代のものなんです。「ちぎり」ということばが使われていた時代では、女性は社会的に弱い立場で、男性が養ってくれないと生活が成り立たなかったんですね。『源氏物語』などにも書かれていますが、男性がお忍びで行って、きちんとした家庭の女子とちぎったら、自分の子を産む可能性があるから妻のひとりとみなされて、面倒をみたり、ときどき会いに行かなくてはならなかった。すでに「養う」と「性行為」がセットだったんです。

は　契約的!

夏　ええ、そうなんです。でも実は、古代、中世、近代、現代と、男性が支配をはじめた時から、もうずーっとそう。聖なる性はマインドコントロールされて、排除されてきたんです。

は　なぜ、排除されたのですか。

夏　人間のからだには7つのチャクラというパワースポットがあるのを知っていますか?　実は性エネルギーが上昇する時、会陰部にある第1チャクラから頭のてっぺんの第7チャクラまで次々活性化させるんです。太古の人たちの交わりは、一番下の性器が刺激されて、性的な感覚がうずき出すと、ただちに性エネルギーがプワーッと第4のハートのチャクラまで上がり、さらには第7チャクラにまで到達し、天上の世界とつながるようなものだったのです。**性エネルギーの回路というのは、からだの中心部を貫いて、天と地をつなぐものなんです。ですから、本来セックスをすると、相手と自分との境目はなくなるし、自然や宇宙とも一体感を覚えるようになるものなんですよ。**

は　へえ……!

夏　わたしたちが全身全霊、誠心誠意、セックスをすると、ハートのチャクラは、愛のエネルギーをプワーッとまわりに放射します。人と人が本当の聖なる交わりをすると、世界に美しいエネルギーを発信できるんですよ。実際、**セックスをしているふたりのからだから、電気が走ってぴかぴか光るのが見えたという話もあるんです。**

は　すごい！　一体からだはどうなっちゃうんですかッ!?

夏　電気が走ったように震えます。クンダリーニという人間の中に眠っている性エネルギーはヘビになぞらえられますが、ヘビは波のようにくねりますよね。性エネルギーはまさにあのようにらせんを描いてうねりながら、からだの中心を通って上昇するんです。つまり、性を排除したのは、そのエネルギーを封じるためということなんです。

は　うーん。そんなことして一体誰が得をするんですか？

夏　時の支配者たちです。たとえば、キリスト教の宗教会議などでは、性はいかがわしい、動物的なものだとされました。そして、「性行為は子づくりのためのもので、それならば神も喜ばれる」とね。でも、そのようにいったことで、逆に性行為というのは、「射精のためにある」と定義づけられてしまったとわたしは思っています。男性器を刺激して、射精というゴールにもち込むものだと。非常に直線的なものになってしまった。それが現在の AV（アダルトビデオ）にまでつながっています。

は　いや、でも、みんな、それこそがセックスだって思っていますよ！　射精がゴールだと。

夏　先ほどのチャクラとの関係性でいえば、射精のみを目的とするなら、第1、第2チャクラの下半身だけを使えば

セックスできるんです。よくいうじゃないですか。「それは下半身の問題だから、その人の人格とは切り離して考えて」みたいなこと。

は 週刊誌などにも、「〜議員の下半身云々」って書いてあったりしますよね。

夏 でも本来、性エネルギーは全身全霊でつながっているもので、循環することによってこそ、深い満足が得られるものなんです。だから下半身だけ使っていると、すごく欲求不満になってしまうのよね。その余ったエネルギーは、かつては宗教戦争をしたり、また侵略と布教をセットにした戦争行為に使われたり、今は企業の経済競争に利用されています。個人のレベルでも、たとえば女性だと、買い物依存、ダイエット依存、過食の苦しみ……。男性ならばアルコール依存、ワーカホリックが多い。そういった依存行為にエネルギーがまわっている

といえます。

は 人々を慢性的な欲求不満にさせることで、お金を儲ける人もいるわけですね。

夏 みんながそういうことに気づいて、人類が本当の意味で自立してしまったら、お金儲けができなくなる商売がきっと出てきますよ。

は ダイエットなどは、いい"えさ"になっている!?

夏 そうです。性エネルギーを誰もが使えるようになったら、淘汰される産業はいっぱいあります。西洋では、宗教戦争のころは、教会で礼拝したり、「献金して免罪符を手に入れないと天国に行けないよ」というふうに脅したりすることによって、人集めをして儲けていたんだと思います。

①タオ（道）の太極図

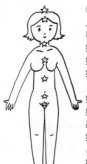

②7つのチャクラ
人間の体内にある7つのエネルギーの中心点。それぞれ司るものがある
第7チャクラ（頭頂部）高次元とのつながり、霊性
第6チャクラ（眉間／脳下垂体）直感、洞察、叡智
第5チャクラ（喉／甲状腺）自己表現、コミュニケーション、知性
第4チャクラ（心臓）愛、許し、慈しみ
第3チャクラ（太陽神経叢、みぞおち）自我、意志、自己敬愛
第2チャクラ（丹田／仙骨）創造性、物欲、性欲（生殖との説もあり）
第1チャクラ（尾てい骨周辺／会陰部）大地とのつながり

セックスレスの元凶は

は　今、セックスレスの悩みを本当によく聞きます。

夏　実は、その射精をゴールとする直線的なセックスこそが原因ではないかと思っているんです。直線的な動きのピストン運動中心のセックスって、男性は消耗して疲れやすいし、女性のからだにも負担がかかりますから。

は　でも、第7チャクラまで、エネルギーが循環するようなセックスなら疲れなさそうですし、むしろ元気が出そう！

夏　そうなんです。射精にこだわらなくていいんです。若いころならともかく、日本の30代以降の男性は仕事などで疲れてる人が多いでしょう。セックスレスだった40代の男性が、このことを知って、とても楽になったといっ

ていました。

は　射精＝セックスという状況は女性も男性も窮屈にする……。

夏　もうひとつは、AVを観て育ってきた男性の中には、ああいういやらしいムードでないと性行為ができないという脳の回路になってしまっている人もいます。すると夫婦に子どもができたり、長年連れ添って愛情がおだやかなものに変わったりすると、「妻を愛してはいるんだけど、いやらしい気分にならないからできない」となってしまう。

は　ああ……。

夏　でも、それって本末転倒ですよね。本当はそうじゃないんです。射精はしなくてもいい。お互いのエネルギーを交換し合って、長く愛し合えばいいんです。いずれにせよ、セックスレスが増えているというのは、多くの人が「直線的なセックスにノー！」といっていることでもありますよ

ね。あたらしい時代に変わる前の、一種の好転反応とも捉えられる。そして、本当のセックスの喜びがどういうものなのかを概念からでも知っていけば、わたしたちは変わっていけると思います。

融け合うセックスを

は　夏目さんご自身は、どうしてこういった性のことに目覚められたのですか？

夏　もともと、性エネルギーや創造への欲求が強い子どもだったと思います。TVでラブシーンを観るのとか大好きだったんですよ。そのまままっすぐ成長すればよかったのですが、早熟な子どもでね、小学5、6年生でダイエットしてしまったんです。それで摂食障害のようになってしまった時期があって、今度は自分のからだをきらいになってしまったのですね。

は　そうだったんですね。

夏　女性としての自己評価が低くなってしまって。でも、そのあと、今度は自信を取り戻そうとしたのです。お金こそもらわなかったけれど、積極的に男性たちと交わることで自分の価値を確認するようになったのです。20年くらい前に援助交際する子たちが出てきたときには、「自分もその年代ならハマったかも」とハッとしたほどです。

は　自己肯定のためにやっていたことも、結果、自己否定に……。

夏　はい。こころとからだは引き離せると考えていたのが、大まちがいでした。でもね、いやな面ばかりじゃなくて、性に対しては、ずっと肯定的でしたし、さらには、性の本③にも書いたパートナーとめぐり合ったことで、魂同士が響きあうような交わりというものを知ったんです。ただからだが気持ちいい交わりというのともぜんぜん違ったんです

よ。単なる快楽とかではなく、自然と融合する体験でした。融け合うために長く、長く慈しみ合うことができたんです。

は　すごい！　それは最初のセックスからですか？

夏　実は、出合ってから実際に行為をするまでには何年も年月が空いていたのですが、はじめて出合ったころ、目の前にいるだけで交わったのと同じくらいの満足を感じたことがあったんですよ。

は　ひと目ぼれみたいな感じ？

夏　いや、そういうのではなくて……、ディスコでお互いに向き合って踊っていたら、もう、「終わらない融合」という感じになって、うれしくてたまらない感覚になったんです。疲れ知らずにひと晩中、アンデルセン童話の赤い靴をはいた女の子のように踊れてしまうような。意識が変容して、覚醒状態になっていたというか。

は　す、すごい！

夏　射精を目的としない本来の目合いをした<u>ときって、瞑</u>④<u>想状態になれるんですが、踊っているときにそうなることもあります。

は　わー。それにしても、そういう体験をするためには、具体的にどうしたらいいのですか？

夏　やはり、まずパートナーに理解してもらうことですよね。射精はしてもしなくてもいいんだよって。セックスに関する意識を共有できるといいです。それには、男性は左脳的な人が多いですから、射精しないことのメリットも説明しておいたほうがいいと思います。

は　どんなメリットがあるといえば納得してくれますか？

夏　射精をしないほうが、生命力が保持されて、老化しにくくなるし、疲れにくくなる。また、性エネルギーが活性化されると創造力も高まります。

交わっている間に、どうしても彼女の中に射精したくなったら、そうしてもいいですけど、焦らず、とにかく時間をかけることが大切なんです。触れるか触れないかぐらいのやさしいタッチでお互いの肌に触れ合うことからはじめて……。ハーハー興奮して一気にイク、とか考えない。ふたりでトロトロ、ゆっくりアツくなっていく感じです。女性の高まりに合わせてあげるほうが長く愛し合うことができます。**「水」である女性が沸騰するのを待って、その波に男性が巻き込まれると大きな快楽がやってきます。**それで、イキそうになったら、深い呼吸を入れて休んでみるとかして。**一直線じゃなくて、<u>循環</u>⑤<u>するように盛り上がるイメージです。**

は　「セックス皆無夫婦」はどうしたらいいですか？

夏　本当は愛し合える夫婦なのに、射精＝セックスと思い

すぎていて、遠ざかってしまっている場合もあるでしょうね。そういう夫婦はやり直せるかもしれません。ただ、触れ合う気にすらならない相手というのは、エネルギー的に合わないというバロメーターともいえます。

は なるほど。エネルギー的に合わないのであれば、それぞれ別の人生を歩めるといいのかもしれませんが、まだやり直せる余地があるのなら、再び愛し合うようになるために工夫できたらいいですよね。冷めきったパートナーに歩み寄るには、具体的にどうしたらいいですか？

夏 エネルギーを融け合わせるには、スキンシップが大切ですけど、まず、「奪い、奪われている」という意識だと融け合うことはできません。「相手がくれないから、わたしもあげない」みたいな「与えないゲーム」のようになっている可能性もありますよね。

相手に感謝して、まず、与えるという意識になることです。 でも、冷静に検証したら、「やっぱりダメだ！　合わない」となっちゃうかもしれないけど。

は まあ、そのときはそのときに考えるとして。

夏 そうですね。ただ、たとえセックスがなくても、その相手が運命共同体のような存在に感じられて収まりがよく、落ちつくのであれば、それはそれでいいと思うんですよ。

は わかります。セックスレスも、互いが了承していることならOKだと思うんです。でも、相談を聞いているとセックスレスの悩みの多くは、どちらか一方が不満、ということなんですよね。

夏 そうするとやっぱり、スキンシップと相手への感謝がほしいですね。マッサージしてあげたり、肩に手を置いたりみたいな。でも、男性がガチガチの男社会でがんばって

299

たりすると、融けさせるのは、なかなか難しいかもしれません。

は 夏目さんだったら、そういう相手に対してどうしますか?

夏 う～ん。自分が先にやわらかくなっちゃうかしら。

は 自分から融けちゃう?

夏 融けちゃいますね。性的な感覚って、自律神経が緊張モードだと出てこないんですよ。とにかくリラックス、リラックス。なごみ、笑い、ダンスするのもいいですよね。相手の緊張をほどいてあげることです。でも女性のほうは、ひとりでも性エネルギーを循環させられるんですよ。感じやすいといいますか。

は どうすればいいんですか?

夏 もちろん自慰行為をしてもいいですし、瞑想でオルガズムのようなものを感じることもできます。ダンスもいいですよ。

は あー、瞑想はわかるかも。

夏 みれいさんも、その体験をされたんですね。性エネルギーの回路が活性化されて、性エネルギーが脳のほうに上昇してくると気持ちがよくなりますから。瞑想でも、ダンスでも、性行為と同じなんです。

は もともと女性が感じやすいとはどういうことなのですか?

夏 元来女性は、自然からのエネルギーを受信しやすいからだなんです。でも、男性も熟達すれば、受け取りやすいからだになると思いますよ。クンダリーニヨガとかありますからね。ただ、男性は自分の中の女性性を開いて受容的にならないと、難しいと思います。つまり、自分の中の男性性と女性性を融合させるようなイメージね。そうなると、フワーッと性エネルギーが一気に脳へ上昇して、気持ちがよくなれるはずです。

は では、逆に女性のほうも自分の中の男性性を目覚めさせるとよいのかしら?

夏 もちろんです! 今、女性の時代といわれてますけど、女性性だけだと、なんでもかんでも受容してしまって、流されがちになってしまうんです。だから、自分の中心に軸を立てることが大切なんです。

は 自分の中心に男根をどすっと立てるわけですね!

夏 そうです。そのためにもね、女性のみなさんにおすすめしていることがあって。まず、自分の女性器を手鏡を使ったりして、ちゃんと見てあげます。そして、ときどきでいいので、きれいなお湯に、敏感な部分に触れても大丈夫なオーガニックのエッセンシャルオイルなどを入れて、それで「清める」ということをやってみてほしいんです。自分の大切な部分をよく見てあげると、自分の中にも男根のミニチュアがあることがわか

ります。それを意識してください。同じように男性の会陰部にも、女性器の名残があるんです。

は お清めの儀式、いい!

夏 そして会陰から頭上までを貫くエネルギーを意識します。自分の中の男が立ち上がり、それによってまた女性性も上手に開花させることができるようになると思います。

は 確かに、すてきな方って両性具有的なところがある気がします。母性も父性も両方ある。

夏 だんだん真の人間性が目覚めていくと、人間は両性具有的になってくるのかもしれませんよね。それに目覚めれば、ひとりでもふたりでも自由自在です。

は ひとりでもいいっていうのを聞いて楽になる人も多いかも。相手がいてもいなくても、いずれにせよ、さびしいと感じている人が多い気がします。やはり「聖なる性」不

足なのかしら。

夏　ちゃんと自分で自分を愛せていないのでしょうね。性を肯定できないなら、先ほどご紹介したように性器を清めてあげると、自分の中に強さが立ち上がってくると思います。

は　ほかにはありますか？

夏　性器に触らなくても、お腹や腕、脚の肌をさすってあげたり、やさしく触れたりすることも大切です。手はハートのチャクラとつながっているんです。手のひらからは愛のエネルギーが出るんですよ。

は　わたしたちはセルフケアが足りてないのかも。

夏　わたしはね、「**自分を愛する**」というのは、自分の長所を10個書き出すとかいうことだけではなくて、**自分のからだを愛することだと思っているんです**。愛が足りないとさびしくて過食したり、依存に走ったりします。たとえばダイエット依存症、拒食・過食症というのは自分のからだがきらいで、自分をかわいがれないからなってしまう。からだがほしがっている食べものをあげないのは、自分への虐待ですよね。ですから、まず、からだという物質的なところをかわいがることからはじめると、こころも満たされていくと思います。

は　依存症の問題も多いです。

夏　友人も恋人もいて、でも、満たされていないと思ってしまう。「こんなにやってあげてるのに、ぜんぜん見返りがない」と思うタイプの人って、いますよね。「ほしい、ほしい」「足りない、足りない」といっていると、からだも「足りない」と思ってしまうんですよ。でも、まず、自分から愛を与えてみるんです。そうすると、からだは自分が外へ愛を与えている時に「愛が足りている」と解釈する。そうすると、依存になりにくいんです。

③性の本
『［新装版］なぜ性の真実《セクシャルパワー》は封印され続けるのか』〔旧タイトル『性に秘められた超スピリチュアルパワー──幾千年のマインドコントロールを超えて』（夏目祭子＝著　徳間書店５次元文庫）〕

④本来の目合い
射精を目的とせず、気を交流させるプロセスを大事にする。ポリネシアンセックスにも目合いの原点が見て取れる

⑤循環するように盛り上がるイメージ
男性原理は、スタートからゴールへ一直線
女性原理は、ぐるぐる円を描きながら循環を繰り返す。はじめも終わりもない曲線の軌道

男性原理　女性原理

⑥クンダリーニヨガ
「クンダリーニ」とは人体内に宿る螺旋状の生命エネルギーのこと。チャクラに働きかけてクンダリーニを活性化し心身を調和させるヨガ

おそれから愛へ

は　聖なる性のメリットは健康になったり、パートナーや宇宙や自然ともつながることができたりすることだ、と教えていただきましたが、ほかにもよい点ってありますか？

夏　自分のからだが好きになって、自己肯定ができるようになることですね。与え、与えられるようなセックスは、肉体にもエネルギー体にもよくて、身も心も癒してくれます。これまで抱えてきたトラウマだって、エネルギーが循環するようなセックスができれば、浄化されるはずです。

は　それには、射精を目的としないセックスをする、と。

ゆっくりとした性行為を楽しむためにふだんやっておくとよいことはありますか？

夏 男女とも骨盤底筋を引きしめるトレーニングがおすすめです。尿をがまんする感覚に近いですが、女性ならば、ちつをきゅっとしめるといいですね。男性ならば、マスターベーションをするときに射精をしないで少し手前で引き止める練習をします。そうして、性エネルギーを脳のほうに上昇させるんです。実際、その訓練をしてからセックスをしたら、射精をしなくても満足できるようになったという男性もいましたよ。

は 骨盤底筋、鍛えます！

夏 骨盤底筋をしめたりゆるめたりしていると、気持ちよくなって快感が味わえますよ。**快感が増すと依存症になりづらいんです。**

は へえ！ 快感が鍵ですね。

夏 快感不足なんですよ、依存症は。

は こうしてお話をうかがっていると、それにしても性に関する刷り込みはすごいんだな、とつくづく感じます。

夏 本来、女性は男性に元気を与える存在なんです。男女のエネルギーバランスが取れていた時代から、男性が女性を所有する時代へと移行する時に、女性を低い地位に置かなければならなくなりました。女性から男性にエネルギーが流れて、逆にまた返ってくるというエネルギー循環を封印するためにも、性＝いかがわしいもの、としたわけです。

でも女性がそばにいると男性は気持ちがいいものなんです。交わることはしなくても、ことばをかけてもらったりするだけで、元気が出るものなのです。女性が自己否定して、女性としての力を発揮できなくなってしまったということは、両性とも本来のエネルギーを発揮する機会を奪われているということです。支配と

服従、奪い奪われるという関係でお互いに傷を深めているような状況です。だから性に否定的な感情をもってしまう方も多いのだと思います。

は 本来は与え合うものなのに……。宇宙とつながるような目合いをわたしたちが取り戻したら、世の中はどんなふうに変わると思いますか?

夏 今の社会は愛よりおそれで動いていると思うんですね。でも、多くの人が本当の交わりの喜びを知ったら、おそれより愛が主導で動く世の中になると思います。女性が満たされて、愛に溢れていると、それに引き寄せられて自然にいいパートナーができるものです。だから、女性がまず、自分を大切にすることからはじめてほしいですね。

目に見えない世界っておもしろい！

大野百合子さん、舞さん

漫画『スピリチュアルかあさん』シリーズの
主人公・大野百合子さん、著者の舞さんは、
目に見えない世界が大好きなおふたり。
ものが壊れまくる話から幽体離脱の方法（！）まで。
おもしろいヒントが満載の
目に見えない世界についてお話ししました。

【おおの・ゆりこ】執筆、翻訳、通訳、催眠療法家として活躍。幼少のころより
数多くの神秘体験をし、その体験と自身の学びを統合した講演、古神道と統合催
眠療法を中心としたワークショップや統合セラピーを行っている。アイユニティ
主催。著書に、『日本の神様カード』『日本の神託カード』（ともに大野百合子＝
著　三橋健＝監修　大野舞（Denali）＝イラスト　ヴィジョナリー・カンパニ
ー＝刊）、『レムリア＆古神道の魔法で面白いほど願いはかなう！―古代日本の
「祈り」が起こす奇跡』（徳間書店＝刊）ほか多数がある。
【おおの・まい】イラストレーター。"旅する絵描きデナリ"として書籍、雑誌、
広告などで活動中。主な著書に、『スピリチュアルかあさん―見えない何かと仲
良しな日々』『スピリチュアルかあさんの魂が輝く子育ての魔法』（ともに
KADOKAWA＝刊）ほか多数がある。

聞き手＝服部みれい　取材と文＝林美穂、マーマーマガジン編集部
初出　『マーマーマガジン』16号（2012年6月、エムエム・ブックス＝刊）

電化製品って敏感 !?

服部みれい（以下は） 舞さんの描かれた『スピリチュアルかあさん』（316ページ参照）、とーってもおもしろかったです！ まず感動したのが、表紙のイラスト、おかあさんの瞳が薄いブルーなんですよね。

大野舞（以下ま） はい。そんな細かいことに注目してくださった方ははじめてです！ わたしが小さいころ、目が青っぽかったという話をよく聞かされていて、わたしが描くほかの絵も、自然とブルーの瞳が多いです。

は 目が青かったんですか!?

大野百合子（以下ゆ） そうですね。小さい時。

は へえ〜。わたしは編集の仕事を通して、10年ほど前から、スピリチュアル・マスターのような方にお会いする機会が不思議と増えてきて。

そういう方たちって、日本人でも目がブルーグレーだったり、ブルーっぽくて……、きれいだなあって、ずっと思っていたんです。

ゆ 瞑想などすると、徐々に意識が精妙な次元に拡大していきますよね。それで意識が高次の「アストラル」という領域に入っていくと、そこはブルーが優位な世界なんです。そのせいかしら、マスターの方々の中には、すごく真っ青なきれいな瞳をしている方がいますよ。

は そうなんですね。わたしがはじめてそれに気づいたのは「クンルンネイゴン」のワークショップで、その講師の男性の目が、もう圧倒的に透明できれいな薄いブルーで、ほかの人とはぜんぜん違ったんです。

ゆ 日本でご覧になったのですか？ 「VOICE」主催のイベント？ わたしその時、通訳してました。

は　エエッ！　すごい偶然‼

ゆ　ええ。そこにいました（笑）。わかりますよ。すっごくきれいなブルーの瞳のマスターがいましたよね。

は　ほかにもたくさん、漫画に共感するところがあるのですが、わたしも百合子さんと一緒で、ものをなくしたり、割ったり、しょっちゅうするんです。レストランに入るとお店の人がお皿を割ったり、あるお店では突然ブレーカーが落ちたり。これって一体何なのでしょう。

ゆ　何なのでしょうね。止める方法がわかったら、自分でも止めたいわ（笑）。

ま　母と一緒にいると、勝手にステレオのボリュームが変わったり、テレビがついたり消えたりするんです……。

ゆ　この三次元の世界だけに生きていた人が、**目に見えない世界に興味をもちはじめると、電化製品などが次々と壊れる現象が起きるそうですよ。**

ものと一緒にいると、馴染みが出てくるでしょう。すると、ものと人間が同調してくるんですね。一方、人間の波動が変わってくると、ものはそれについていけなくなって、「パリンッ」と割れたりするそうです。**特に電化製品は敏感みたい。つまり、ものが壊れはじめる時は、使っている人自身の波動が変わってきている、ということなんですね。**

ま　それを理由に、どんどんものを壊すんですよ！　まわりは困っちゃいます（笑）。

ゆ　だって、すぐに合わなくなっちゃうんだもの（笑）。

は　わはは！　わたしも、ついこの間、買ったばかりのコーヒーメーカーを箱から出した瞬間に、落としたわけでもないのに「パリンッ」って。

ゆ　自分と同じ方の話を聞くと癒されるわ〜（笑）。

は　わたしもわかっていただけてうれしいです（笑）。おっちょこちょいであることは

確かなのですが、ある時から
そういう現象がすごく増えて。
実は、昨日からお気に入りの
ジャケットがどこにもないん
です。

ゆ　そういうことはあります。

は　ええっ!?

ゆ　はい。消えるという現象
は確かにあるんです。それで
しばらくすると、「そこ絶対、
見たはずなのに！」という場
所に戻ってるんですよね。

は　そうです、そうです。そ
ういうことってあるんです
ね！　ホッとしました。その
ものたちは一瞬消えて、どこ
に行っちゃうのですか？

ゆ　次元というのは、無限に
並行に存在するので、そこに
ひょいっと入って、またひょ
いっと戻ってくるんです。異
空間というのは、今いるこの
場所に折り重なったり、折り
たたまれて存在しているので
す。だから、ものがなくなっ
ても、わたしたちが悪いんじ
ゃないのよ（笑）。

①アストラル
神智学の用語で、物理次元の外側の物質の世界と、精神的、霊的な世界が混在している場所
②「クンルンネイゴン」
「クンルンネイゴン」は、「道」（タオ）とひとつになるために古代から秘かに伝えられてきた覚醒のための秘法。人間の本質である至福の状態で生きる＝覚醒した人間として生きるための秘法であり、すべて口伝で師から特別な弟子へと一子相伝で伝えられてきたとか。現在、この奥義を伝承体得体現しているのは、マックス・クリステンセン氏、『問題は解決するな』（VOICE＝刊）などの著者Kan.氏といわれている

突然、届いたビデオ

は　百合子さんは、やはり子
どものころから不思議なこと
が好きだったのですか。

ゆ　はい、大好きでした。で

も、同時に疑り深いところも
あったんです。ですから、お
もしろがりながらも信じきっ
ていたわけではないんです。

は　大人になってからは、会
社勤めもなさっていて。

ゆ　ええ。そのころから、タ
ロットカードで友人を見てあ
げたり、ユング心理学を勉強
したりもしていました。でも、
本格的に精神世界に入ったきっ
かけとして、すごい事件が
あって。20年以上前のこと
ですが、シャーリー・マクレー
ンの『アウト・オン・ア・
リム』のビデオが突然家に送
られてきたんですよ。

は　エエエッ！？

ゆ　懸賞に当たったのか、友
だちが送ってきたのか、いま
だになぜかまったくわからな
いのですが、それを観て、突
然、目に見えない世界とつな
がったんです。

は　すごすぎる！！

ゆ　その後、スピリチュアル
系のワークショップが気にな

りつつも、疑り深い性格なの
で行けませんでした。でも、
通訳として現場にいるならば、
現場でいろいろなことがわか
ると思って通訳の仕事をはじ
めたんです。一番最初は、過
去世セラピーを行う故ネビ
ル・ロウさんの通訳で、その
次が、『スピリチュアルかあ
さん』に出てくるゲリー・ボー
ーネルさんでした。

は　ゲリーさんは、何をメイ
ンにしていらっしゃる方なの
ですか？

ゆ　彼は、アカシックレコー
ド・リーディングです。たと
えば相談者の方が悩みをいう
と、過去世などから的確にそ
の原因を引き出すんです。そ
の方が腑に落ちる、心底納得
される答えをいいます。腑に
落ちると人間は癒されるんで
すね。それを、通訳として目
のあたりにして、「この人スゴ
イ」と思いました。

は　わたしもよく似た経験を
したことがあります。『マー

マーマガジン』の創刊準備を
しているときに、ある方に
“テレビに出ない江原啓之さ
ん”のような先生をご紹介い
ただいたんです。場所を浄化
することをメインの仕事にし
ていた方なんですが、その方
はその仕事のかたわら、たく
さんの方の相談を受けていた
んですね。ご縁があって、わ
たしはその相談のお手伝いを
することになったのです。わ
たしも百合子さん同様、お手
伝いさせていただきながら、
相談にくる方が、いらっしゃ
る時にはくもった顔だったの
が、帰りぎわにはワッと晴れ
たように表情が変わるのを、
何人も何人も見させていただ
いたんです。とにかく感動す
ることばかりでした。

ま そういう方の話を聞いて
自分が納得すると、現実が変
わっていなくても、世界が違
って見えますよね。

は でも、問題解決ってそう
いうことなんですよね。百合
子さんは、今ではご自身でも、
リーディングやインナーチャ
イルドワークショップをなさ
っているんですよね。

ゆ ええ。仕事しながら覚え
ました。前世療法については、
トリシア・カエタノさんとい
う師がいるのですが、ほかに
も、ウィリアム・レーネンさ
んの通訳として現場に入った
りしました。ですから、個人
セッションにせよ、リーディ
ングにせよ、すべて現場で学
んで、からだで覚えたという
感じです。

③シャーリー・マクレーンの『アウト・オン・ア・リム』
213ページ参照
④故ネビル・ロウ
(1940‐94) ニュージーランド生まれ。英国に渡り、電気工学関係の仕事に携
わるが、ふとしたきっかけで過去世回帰の本に出合い、友人とゲーム感覚ではじ
めた。セルフ・エンパワーメント（自分自身に力を取り戻す）に導くヒプノセラ

ピストとしても活躍。著書に『過去世セラピー』（VOICE新書）

⑤ゲリー・ボーネル

1948年アメリカ生まれ。心理学者、催眠療法家、起業コンサルタント。形而上学、スピリチュアリティ、アカシックレコード、古代の叡智、思考現実化のプロセスなどについて、日本でもノウイング・ウェイ・ジャパン（https://theknowingway.jp/）を通して、オンラインも含め、スクール、講座、個人セッションを多数行っている。著書に『アトランティスの叡智―思考の現実化／意識の物質化』『超入門アカシックレコード』『アカシックレコードで読み解く「光の12日間」―アップデート版』（いずれも大野百合子＝訳　徳間書店＝刊）など多数

⑥アカシックレコード・リーディング

アカシックレコードとは、人類の魂の旅路に関するすべての、そして永遠の記録を保持している情報のフィールドのこと。そこから記録を読み、自己や他者、社会の過去、現在、未来への深い理解と具体的な対処に役立てる

⑦"テレビに出ない江原啓之さん"のような先生

モモ爺さん（220ページ）のこと

⑧トリシア・カエタノ

アメリカ在住のセラピスト。カール・ロジャーズのもとでセラピーを学び、交流分析、サイコシンセシス、ゲシュタルトセラピーなど幅広い研究を行う。統合退行療法の開拓者として、世界各地で医療関係者や心理療法家にセラピーを教授。国際的な退行療法セラピスト養成チームの指導責任者としても活躍し、メディアへの発信も積極的に行っている。来日も多数。著書に「時空を超えるディープヒーリング―統合退行療法〜インナーチャイルド＆前世療法」（大野百合子＝訳　JMTA出版＝刊）

⑨ウィリアム・レーネン

1960年代よりサイキックチャネラーとして、全米のテレビ、ラジオなどで活躍。日本では2007年に『レーネンさんのスピリチュアルなお話』（伊藤仁彦＝訳　ナチュラルスピリット＝刊）が発売となり、作家・吉本ばななさんとの共著も。あらゆる概念を2000年からはじまった水瓶座の時代にアップデートするために、ワークショップや著作物を通して発信している。日本での活動は、IBOK Japan（ibok.jp）にて行っている。30冊を超える著作物が発売中

幽体離脱で月まで!?

は　漫画に描かれている幽体離脱のお話にも、ものすごく、興奮したんです。わたしはクラニオセイクラルをやってもらっている最中に、一度だけ体験したことがあって、宇宙

に行って地球を見たことがあります。

ゆ　一度でそこまで行けるのはすばらしいですね。

は　そうなんですか！　その時、本当に本当に地球がきれいで、そこに肉体をもって生まれて、いろんな体験をさせてもらっていることが、本当に本当一に、尊いことなんだって、からだでわかったんです。

ゆ　幽体離脱のすばらしい恩恵のひとつはそこですよね。自分が肉体以上の存在だとわかるというところがね。そうするとだんだん死へのおそれがなくなってくるんですよね。地上で肉体をもっていることの究極のおそれは死ですから、それが変わってくると、たとえば、「あの人からどう思われているか」とか、そういうしがらみや迷いがなくなって、どんどん自由になっていくんです。

は　そうですね。漫画の中で

は、百合子さんは幽体離脱で月のそばまで行かれたとか。

ゆ　あの感動は忘れられません。

は　わたしはわからなかったのですが、壁や屋根をどんどん抜けていく感覚があるんですよね？　そのとき、自分の姿も見えているんですか？

ゆ　抜けていく感覚はあるんですけれど、自分を見たらこわくなるんじゃないかという思いがあって、ずいぶん長い間、振り返らずにいたんです。でも、何年か前に、「ヨシ。今日はちゃんと見てみよう」と思って自分の姿を見たら、意外に細くて、うれしくなっちゃったの（笑）。

ま　エッ!!　そこなの!?

一同　（爆笑）

ま　もー（笑）。いつもこんな調子なんです。いきなりスタバでチャネリングとかするし。

は　そのエピソードも漫画にありますよね！　笑いました。

チャネリングしている時は完全にトランス状態なのですか？

ゆ そうではないんです。完全にトランスしたいなとは思うんですけど。そうすればもっとピュアなチャネリングができますから。わたしの場合は意識をどんどんどんどん小さくしていって、豆粒ぐらいになって後頭部のすごく奥のほうから見ているんですね。自分がやっていることや、話していることは全部わかっているんです。でも、いつものわたしだったらいわないことや、やらないことをやってるんですよ。

⑩**クラニオセイクラル**
オステオパシーのひとつで、頭蓋仙骨療法ともいわれる。やさしいタッチで頭や仙骨、足などからだ全体に触れて、脳骨髄液や体液全体の循環を促し、自然治癒力を増進させていく手技療法

わたしたちは 宇宙人 !?

は そうそう、漫画でもうひ

は へえ。（漫画の中で）舞さんは、チャネリングで現れた人に悩みを相談してましたよね。

ま ええ。見た目は自分の母親なので、はじめは打ち明けづらいのですが、しばらく話していると「ああ、この人は百合子さんじゃない」とわかってくるので、いろいろ聞いてもらいます。母だったら知らないことを知ってたりするので、おもしろいですね。でも毎回びっくりです。母がキャピキャピの小さい女の子になってしまって、声も変わったりするので（笑）。

とつ爆笑したのが、「出身地」のお話！ 先日、ある方に前世療法をしてもらったら、

わたしはシリウス星から来たといわれたんです。

ゆ わー、シリウスっぽい。

は えっ、ぽいですかッ??

ゆ ええ、とっても。シリウスの人って、軽やかでエネルギーが透明なんですよね。

は そうなんですか！ ちなみに、おふたりはどちらの出身なのですか。

ま アンドロメダ……、らしいです。母によれば。

ゆ わたしも同じです。魂レベルでは、わたしたちは地球に来た宇宙人なのよね。

は 確かに。それにしても宇宙ということでいえば、今、この地球は、本当に大変な変化の時期を迎えていますね。

ゆ その通りですね。わたしたちは、すごい時代を選んで生まれてきたと思います。**アカシックレコードによると、2030年代くらいまではガタガタするけれど、その後は平和と統合へ急速に進むようですよ。**

は そうなんですか!! わたしは、この大変化の時代に自分までガタガタしないためには、この漫画の「シンプルで大切なこと」というページに描かれていることがとても大事だなと思いました。「旬のものを食べる」とか「太陽を浴びる」とか。自分の中心に軸をもち、ブレないためには、こういうことが本当に大切だとつくづく思います。

ま ええ。ふわふわと目に見えない世界をさまよって、現実がおろそかになるのは、やっぱりあまりよくない気がします。

ゆ バランスが大切ですよね。

は おふたりは、「日本の神様カード」①もつくられていますが、日本の神様はやはり、日本人にとって特別な存在なのでしょうか？

ゆ はい。レミュリア時代②からのDNAを受け継いでいるのは日本人です。当時から、レミュリア大陸を 司 (つかさど) っていたの

315

シンプルで大切なこと

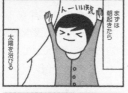

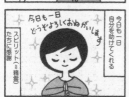
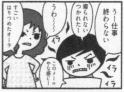
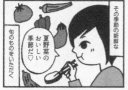
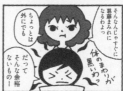
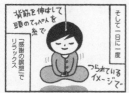
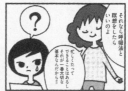

『スピリチュアルかあさん』より転載

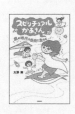

『**スピリチュアルかあさん**』（シリーズ1〜4巻　大野舞
＝著　KADOKAWA＝刊）イラストレーター Denali こ
と大野さんが、"スピリチュアルかあさん" こと百合子
さんとの日常を、コミカルに描いたコミックエッセイ。大
野家では、次々に起こるふしぎなできごとを、ごく自然な
こととして受け止め、楽しんでしまう！ 目に見えない世
界は意外と身近にあり、万物がつながっていることと、そ
の豊かさに気づかされます。現在、全4巻発売中。全巻
おすすめです！

が日本の神々で、そのとき日本人は、その神々とともに「一元の世界」を体験しています。ですから、日本人は「調和」や「和」を重んじていますよね。アカシックレコードによると、日本の神々は人類全体のハーモニーを司る役割なんです。日本の神様は、これからわたしたちが「和」の方向に社会を変換する大きなサポートをしてくれます。もちろん日本の神様だけではなく、たとえばエンジェルたちも守ってくれますけれど、なんといっても日本の神様は日本の大地のことを一番ご存じですし、智慧の深いご近所のご長老のような存在です。すがるのではなく、でも心から、謙虚に、いっぱい応援してもらいましょう！

は　はい！　では、最後に読者のみなさんに、メッセージをいただけますか？

ま　わたしがこころがけていきたいのは、魂は無限で永遠だといっても、この肉体に入っているのは、この今、この時だけ、と認識することです。そうやって宇宙的な視点をもつと同時に、「お茶をおいしくいれる」というような日常も、大切にしていきたいですね。

ゆ　自然体でいいということ、「おかげさまで」という気持ちを忘れないこと、1日3回大笑いすること、かしら（笑）。これからは、どこに自分が向かっていきたいかというビジョンが大切ですよね。思いは現実化しますから。つまり、自分以外のものに、パワーを絶対にあずけないということです。「わたしはわたしになる」のが人生。自分が人生の主役だということを、一番お伝えしたいです。

は　まったく同感です！　いよいよ、一人ひとりが人生の主人公になる時代、ですよね。今日は本当にありがとうございました！

⑪「日本の神様カード」

（大野百合子＝著　三橋健＝監修　イラスト＝Denali　ヴィジョナリー・カンパニー＝刊）日本は八百万の神々の住まううつくしい国。その八百万のうち48柱の神々から、百合子さんが受けたメッセージをカードにしたもの。神道では、わたしたちは神の「分け御魂」＝分身だそう。つまり、神道を知ることは自分自身を知ること。1日1枚カードを引いて導きにしたり、悩み相談をしたり。日本人にぴったりのオラクルカードです！

⑫レムリア時代

今から10万年以上前に太平洋地域にあったとされる超古代文明

小農によるみの虫革命を提唱

中島正さん

東京・原宿から岐阜・美濃への移住を最後に後押ししたのは、
中島正さんが書いた衝撃の本『都市を滅ぼせ』でした。
「都市化が都市の人々を滅ぼす。
独立農民＝みの虫となって民族皆農することで、
これを回避でき、自然と人が永続する」
あまりにまっとうなこの思想に、
全身、雷に打たれたようなショックを受けました。
一方、中島正さんご本人は強く鋭い筆致とは裏腹に、
温厚でゆったりとしたたたずまいの好々爺。
正さんが亡くなる直前、90代半ばの時に行ったインタビューをお届けします。

【なかしま・ただし】1920-2017年 岐阜県下呂市金山町生まれ。子ども時代は、父母のもとを離れ、生まれ故郷の祖父母のもと、小作百姓の貧困と地主の横暴を目のあたりにして育つ。陸軍工科学校卒。学生時代、思想は高山樗牛、文学は田山花袋、長塚節、島崎藤村ら自然主義文学に熱中。軍隊へ入ってからも上官に隠れて、ツルゲーネフの『父と子』や河上肇の『貧乏物語』などに没頭した。「戦争が始まっても洗脳されず冷静だったのは、リアリズム文学に親しんでいたから」とか。また、世の中のしくみを「搾る側」と「搾られる側」とに二分し、この不条理の中で資本（搾取の総元締め）が、さらなる収奪を海外に求めて、この第二次世界大戦を引き起こしたのだと悟り、ひそかに大戦の決着が貧者に有利に終結することを願っていたという。終戦を台湾で迎えたのち、1954年より自然循環型自給自足農業の一環として自然卵養鶏を始める。平飼いという自然卵養鶏の技術を確立し先駆者に。自給自足の小農暮らしを実践しながら、農耕と自然を頼りとする暮らしの重要性を鋭い筆致で説き続けた。江戸時代の思想家、安藤昌益の思想に傾倒。著書に『都市を滅ぼせ』（双葉社＝刊）ほか

野生動物を見ればいい

服部みれい（以下、は） 中島正さんの本は、本当にもう雷に打たれたくらい衝撃的でした。何より自分も都市化に加担しているというのが本当にショックで。とうとう、編集部ごと東京から岐阜の美濃に移住しました。

中島正さん（以下、正） 東京は一番反省せにゃならんですな。石油が欠乏するのはあと5年といわれています。東京オリンピックもできるかどうか。だから、あなたがたの生きかたは正解です。そもそも東京に通じる道路や鉄道を封鎖したら、（東京の機能は）1日か2日しかもたんと思いますよ。

は 今日、うかがいたいなと思っているのは、ひとつは、どうしたらみんなが直耕する②

ようになるのか。もうひとつは、何か大混乱をきたしたあとではないと、縄文時代みたいな生活をはじめられないのか、ということなのですが。

正 やはり痛い目にあわんとわからない。その場にならないと。「縁なき衆生は度し難し」③で、いくらいって聞かせても、わからんものにはわからん。欲が深いやつは欲が深い。でも、その時で間に合うんですかな？ 富士山を逆さまにして、埋蔵されている世界の石油を入れると、その分量は70％ぐらいだといわれている。石油は、富士山一杯分にも満たないんです。しかもいま残っている石油というのは質が悪いらしく、使う時に非常にコストもエネルギーもかかる。これではもう都市は養っていけんですわな。電気だって、石油がないと……

聞き手、取材と文＝服部みれい
初出 『マーマーマガジンフォーメン』3号（2017年4月、エムエム・ブックス＝刊）

石油にべったり依存の文明ですから。

は でも、中島さんが子どもだったころなんて、石油は使っていないですよね。

正 はい、そんなには。ランプを灯したくらいで。

は かまどで火を焚いて。

正 そうそう。わたしが子どものころには石油は使っていなかった。7、8歳の時に電気が通ったのです。それまでは電気もなかった。松根を掘ってきて、かがり火のように燃やして、その明かりで夜を過ごした。そもそも夜は早く寝ますけれどもね。

は わたしたちも昔に戻ればいいだけの話なんですよね。

正 そう。それができる人が生き残る。でも土壇場になれば、終戦直後と同じで、みんな、（昔の生活が）できんことはない。戦後は国会議事堂の前も畑だった。学校のグラウンドでも芋を植えてました。全員百姓になればできること

です。

は エネルギー問題もですが、純粋に一人ひとりの幸福のことを思っても、福岡正信さんが「国民皆農」を推奨していて、そうすればいろいろな問題が解決するのに、と思っていました。そうしたら、正さんの本にもそのように書いてあって。

正 米や麦づくりも含めて、1人あたり5アールもあれば食べていける。日本の可耕地、つまり畑になる土地は、600万ヘクタールはあって、それを日本の人口で計算すると民族皆農は可能なんです。いまでは都市になってしまっていたり……つまり道路、公園、ゴルフ場などになっていたりしますが、いよいよとなれば、1人あたり5アールはある。あるいは山の木……杉とか檜とかを全部切ってしまって、そこにクルミ、銀杏、トチ、ナラ、そういう食べられるものの木を植えていく。総

は 化石燃料の問題もそうですが、そもそも環境破壊や社会情勢などなど、この『都市を滅ぼせ』を書かれたころよりも、いまの状況は……。

正 悪くなっていくばかりだわね。この本では「都市を滅ばせ」と書いてあるけれど、都市は滅ぶんですよ。都市の中でどのようにして生き残るかということより、滅びた時にどうするのかというほうに重点を置いて……。我々の力だけで都市を滅ぼすことはなかなかできない。だけど、都市は自然淘汰で滅びていくんです。

は わたしたち編集部は、3か月前（2015年3月）に東京から岐阜に引っ越してきて、田舎に帰ってきたつもりでいたんですけれど、でも、田舎も都市だった。田舎だと思っていた地域の人だってテレビを見て、車に乗って大型スーパーへ買い物へ行き、「何が

安い」という話をしていたり……。もちろん自分も、都市生活者そのものなわけですが……。

正 もうそろそろ日本は目覚めんといかんですわな。悪いことを経験し尽くしてきたんだから。そういう時が来ているんだけれども、やっぱり、具体的にいえば、物資がなくなって、地下資源がなくなって、石油が途切れて……とならないと本当の目覚めはないですわな。いまはカモフラージュしてるから。政治家も、財界人も学者も、みんなごまかしているんですよ。

は でも、逆にこの時代にあって大きな希望を見出している人も増えていて。愚問かもしれないけれど、逆にいい世の中になるチャンスもまだ残されていると思いますか？

正 そうですね。都市が滅びないことには生きる道はないわけですから……。具体的には滅んだ時にわかる。そのあ

とどう生きるかはそれぞれの手腕です。

は 中島さんは、いま（2015年夏現在）も畑はなさっていますか？ 養鶏は2005年くらいまでなさっていたそうですが。

正 つくっているというほどでもないけれど、草の中に、ちょこちょこあります。

は 畑はこの家のそばに？

正 この目の前。でも、もう畑まで歩いていくのが大変です。いずれできなくなりますから、もうその時は、レンゲだとかクローバーだとかを食べるつもりでおる（笑）。タンポポ、レンゲ、クローバー、そういうものを食べて、あとは、若干のお米があればなんとか生きられる。クローバーなんか、ちょっと刈ってくれば、もう鍋にいっぱいになるんですから。で、2、3日後行ってみたら、もう次の芽が出ています。

は 畑は、まだほんの、ごくわずかしか始めていないけど、子どももお年寄りもみんな平等にやることがあるのがすごいと感じています。これは都会にはない景色です。

正 あなたが考えているような理想の社会というのは、縄文までさかのぼらねばならないんですよ。大和朝廷ができてから搾取と被搾取という格差ができてしまった。**縄文時代は、まったく平等な社会なのです。だから1万年も平和が続いた。戦争はなかった。戦争をしなければならない理由がないわけです。**ところが大和朝廷が始まったころから戦争の材料がいっぱいできた。

は 縄文時代はなぜ終わってしまったのでしょうか？

正 やはり（道具として）金属文化が入ってきたことがあるでしょうな。それまではみんな手作業で、みんなで平等にやってきたわけですから。ところが金属文化が入ってきて、階級ができた。頂点に政

323

治をする人ができて、一番下層に農民ができて、その中間に工業だとか商業の充実した階層ができてきて、そうして都市が始まった。平和もなくなった。だから、縄文まで戻らないとダメです。

は いま、そこに戻りたいと思っている人は本当に多いと思います。そうか、金属なんですね。分業と。

正 文明と称するものが人類の中へ潜り込んできて、ここから悲劇が始まった。それまでは、野生動物と同じだったわけです。学校もない。政府もない。役場も農協もない。でも、平和に暮らしていたでしょ？　だから**野生動物を見ればいい**。これから縄文を勉強するのも大変だから。キツネはどうしているか。タヌキはどうしているか。ハトはどうしているか。トンボはどうやって生きているか。よく見ればわかるはずや。

は 独立農民にはほど遠いで

すが、それでも、畑へ行くと本当に楽しいです。岐阜に帰ってきてよかったことばかり。みんなが耕して、いまやっている仕事は趣味でやればいいのかもしれないです。もっと意識や暮らしかたがハイパーになって。

正 ああ……。実際が大事ですからね。がんばってやってください。現時点では、時の権力に対して逆らってもしょうがないので、いまあなたがたがおっしゃったように、まず自分で生きることを考える。いざとなったら、日本は助かるんだから。土地があるし山はあるんだから。

は 水はどうですか？

正 わたしのところは大丈夫だけれど、都会の人は汚染水を毎日飲んでいる。消毒してあるというけれど、その消毒が有害ですから。塩素と呼ばれるもの、カルキ、あれをいっぱい入れて、細菌を殺しているけれど、細菌が死ぬよう

な水は人間にも有害なんです。空気、水、大地、食糧、日光。これだけが生存の基本条件。これさえ守れれば、あとは余分なことだからね。あってもなくてもいいことだ。

は それにしても、「まず自分が自分の食糧を確保する」というのは、すごく勇気のいることばでもあるように感じるんです。いまはすぐに「人のために」といいますよね。

正 みんな一人ひとりが自分のために食糧を生産すれば、人のためにつくる必要はないんです。「人のためにつくる」という発想が、都市を安泰にして、都市の栄華を支えてきたということですから。野生の動物みたいに、**自分で自分のことをやれば、平和になる。人のものをつくるという発想自体がおかしい。**何かにだまされている。何かに利用されている。

は どうしてもつくれない人のことは助け、余ったものを

交換し……。なぜ封建時代に、小作は大地主に「おまえたちに食べものはやらん」といえなかったのでしょうか?

正 (大地主は)「米よこせ、おまえらは塩を食え」と。でも、いまでもその通りですよ。口に出していわんけれども、実際の物流は、高速道路にしろ鉄道にしろ、全部東京に集まっとるんです。物流がダメになったら東京は1日で終わる。そういう状態にありながら、(東京は田舎に)「おまえらはまずいものでガマンしろ。俺は楽してうまいものを食って、おもしろい目にあう」と。そんな道理が通ることがおかしい。

は 福島での原発事故もまさに同じ構造です。

正 原発も「危ないもの」といいながらもっている。東京は集まってきた電力で、昼も夜もそのおかげで生きている。

は ラジオ1500台につき、米一俵が正常な等価交換とい

うくらい、農業は生産性がすごく悪いというようなことが正さんの本に書いてあったのですが、そもそも経済のシステムに、農業を合わせようとしていること自体がおかしい、と。

正 無理なんです。絶対に合わないから。農産物は1年に1回か2回しか採れないのに、片方は1分に何回も機械を回して、1日に何十台という生産をする。それを同じ土俵で戦わせたら、農業は負けですよ。それをやらせているのが、いまの貨幣。安藤昌益も、その貨幣の害というのを当時からいっているわけだ。特にいま、ひどい。紙幣なんてものは、キツネが木の葉でバカすのと同じで、紙切れですよ。ちり紙の代用品にもならない。それが幅を利かせている。「都市を滅ぼせ」ということは「貨幣を滅ぼせ」ということでもあるんですが。

は 『都市を滅ぼせ』にも登場しますね、カンボジアのポル・ポト政権⑥のお話が。貨幣が使えなくなったら、都市から急に人がいなくなってしまったって。ギリシャで銀行が閉鎖されてしまった⑦というニュースもありましたよね。

正 （都市の人間は）自分で自分の首を絞めているようなものです。貨幣に依存するから、貨幣で滅びる。貨幣をはねのければ、ギリシャ人だって、**大地さえあれば生きていける**わけですよ。食っていけるんですよ。それに気づかんで、貨幣ばかり見ているから、すぐに滅びるような感じがする。なのに、紙幣を印刷してばら撒く、また印刷してばら撒く……。国債なんて踏み倒しますよ。必ず踏み倒す。その時の内閣はひどい目にあうけれどもしようがない。

は 正さんは、ご近所の人と意見が合わないということはないんですか？

正 こういう話はせんけれど

も、ふだんの話はやっていますから。

は　ああ、そうか！

正　いち農民として、「今日は寒いな」とか、「かぼちゃがダメじゃったなあ」とか。思想に関することはいわない。いったらきらわれるばかりです。

は　そうですか。それにしても、ここは、桃源郷みたい。すばらしい景色です。

正　雪は少ないし、地震はないし、台風は通らんし。そういう気象の面でいえば、一番いいところだ。テレビで「台風の目がいま、岐阜を通っています」というけど、ここはぜんぜん。

は　正さんは、村の生活で「もうかなわんなあ、やっとれんなあ」と、そういうふうに思うことはないんですか？

正　うーん。そんなことはない。村のみんなは口ではいわんけど、こころの中では、よくわかっとるんですよね、百

姓はおもしろい、と。農民魂みたいなものを。だからこちらは、あまり（思想のようなことは）いわんほうがいいのかなと思う。

は　それにしても正さん、すごくお元気そう。病気なんかされないんじゃないですか？

正　そうですね。若い時はやったけど、だんだん病気せんようになりました。医者にかからないもん。少々風邪ひいたりはするけれど、自然の力で治します。

は　歯もとてもお丈夫そうです。

正　まだ自分の歯です。

は　正さんは、生食も推奨されていて。玄米を生ですりつぶして食べておられるとか？

正　玄米粉にきな粉をちょっと入れて、攪拌（かくはん）して、ハチミツを入れたりして、時々食べています。若いころはからだが動くので何でもできたけれど、いまは玄米を炊いたりするのは面倒だから、粉にひい

327

て食べてます。

①石油が欠乏
石油の可採埋蔵量は、これ以外に40〜200年など諸説あり
②直耕
小農により、自然循環型自給自足農業を営むこと
③「縁なき衆生は度し難し」
釈迦がいったとされることば。仏の教えに接する機会のない者は、悟りを開くことができず、救いようがないという意味
④富士山を逆さまにして、埋蔵されている世界の石油を入れると
これも諸説あり。1/8〜13.4％、70％弱まで。いずれにしても有限であることは事実。なお、このインタビューでは話す機会を逃してしまいましたが、フリーエネルギーの研究・開発も実はさかんに行われている模様。ぜひご自身で調べてみてください
⑤福岡正信さん
無農薬、無肥料、不耕起、無除草による自然農法を提唱。『マーマーマガジン』19号、20号（エムエム・ブックス＝刊）にて特集記事あり。77ページ⑩参照
⑥ポル・ポト政権
1975〜79年カンボジアの独裁政権
⑦ギリシャで銀行が閉鎖されてしまった
2015年6月29日、ギリシャで、国内金融システムの崩壊回避のため銀行閉鎖と資本規制導入を発表

百姓がいちばん
おもしろい

は 個人的には……何か縄文時代みたいな、でも縄文時代よりさらに進化した精神性をもった古くてあたらしいハイパーな暮らしが、田舎で実現できないかなと考えているんです。美濃でも空き家と耕作放棄地がすごくたくさんあって。

正 日本の空き家の総数が820万戸。畑はかなり狭い場所でもできる。どこにおっても結構やっていけますよ。

は 正さんの庭の大根もすごいですね。たくさん育って。

正 そうそう。太いやつから採っていくと、あとの細いのがだんだん太くなってくる。ふつう、間引きするときはちいさいのを採るんだけれど、大きいのを採る。だから、(種を)蒔いたまんまだ。

は あれ、ばら蒔きですか？

正 すじ蒔きだよ。

は ふーん。すごくぎゅうぎゅうで元気に育ってた。

正 わかりましたか。

は すごくいいなと思いました！

正 ふう〜ん！

は 初心者だから興味があって。いろんな人の畑を見て「こうやってやるんや」と観察しています。

正 自分が生きていくだけなら、本当に狭い土地で充分ですよ。わたしももう歳をとったもんだから……近いところで、草の中でも生えるようなものを……大体は草のほうが強いけれど、草に負けん作物もある。里芋、きゅうり、か

ぼちゃ、スイカ、コーリャン（タカキビ）、そういったものは草の中でも大丈夫。ねぎ、白菜、大根は、草を退けてやらんとできない。

は 正さんのあの大根は、有機肥料はやっているんですか？

正 鶏糞。といっても、うちの鶏糞はもう土みたいになってる。鶏舎の土をそのまま残してあって、それを使って。鶏糞には、窒素、リン酸、カリウムなど、栄養素がある。そのままで稲もできる、かぼちゃもできる、菜っ葉でもなんでもできますから、重宝なんです。お金が欲しい時、養鶏をして卵を売ればいい。だから、みなさんにおすすめしてきて、全国に5000人か6000人は、自然卵養鶏の実践者がいる。みんな、30年も40年もやっています。

は わたしの祖母も、夫を早くに亡くしたため、養鶏で子どもたちを養いました。あと

は 自給自足。羊を飼って毛を刈ってセーターを編んで。

正 そういう生活はね、縄文の生活です。

は ほんの60～70年くらい前の話なのに……。

正 **いますぐ実行できなくても、知識としてもっていればこわくないですよ。**人間の究極の生き残りの形態ですから。矢でも鉄砲でももってこいということだ。

は それにしても、都市生活には楽しみが多いです。買い物、映画、レジャー。仮にそういうものをなくしたとして、楽しみはあるんでしょうか？

正 わたしもね、歌を聴いたり、映画を観たり、スポーツを観たり、本を読んだり、いろいろなことを追求してきたけれども、究極は、自分で食うものを自分でつくるというのが一番楽しいと思う。あとは何もしたくない。旅行もしたくない。映画も観たくない。もう一切の欲望は捨てても、

畑さえ残っていれば。育てて食べる楽しみというのは格別なものです。

は ここは、家の目の前が畑でいいですね。あっ、里芋もある。

正 里芋は草の中でつくっとる。草を生やしたまま。まあ、からだが動かんもんだから、座布団をもっていって、腰を下ろして、草をむしったりやっておるんだけれど、おもしろい。

は 毎日？

正 お天気なら。くたびれたら休んで。まあ、**自分の食べる分をつくるくらいでは、1年間に1か月も働けば充分だ。1年間に10時間も働けばいいという人もいるけれど。**

は 柿だの、ビワだの、イチジクだの、栗だの、放っておいてもなる果実もありますからね。

正 いまここから見えるあの柿なんか、わたしが生まれたときからなっておるよ。95

年間、なり続けてきた。

は　ならないことはないですか？

正　ない。

は　すごい量です！

正　（人類が）木の上で暮らしていたときには、木の実だとか果物とかを食べていたんだ。500万年以上前に地上に降りて、それから草も食べるようになった。だから果物は人間の生存の原点。生まれたばかりの子どもに、足指に棒をもたせるとしっかり握るでしょう？　棒をもち上げて、足の裏に刺激を与えると足指が曲がる。ということはいまもまだ木に登って暮らしていた500万年前の人類の性質を受け継いでおるということだ。だから、また戻ることは簡単ですよ。

は　「不食」を実践している秋山佳胤さんも、2年間かけて徐々に食べるものを減らしていって……最後は、フルーツジュースだけにしたとか。

最終的には物質的なものを食べること自体やめられました。

正　本能的に樹上生活がまだできる。だからきっと、その時と同じ食べもので いいはずなんですよ。そう考えると、牛、豚、魚を食べたりするのは大まちがい。そのために40兆円もの医療費がかかるんだと思う。根本がまちがっているから。

は　自分の力で捕まえられないものを食べると病気になるような気が……。

正　その通り。生でそのまま食えるものが、人間の獲得能力内のものだ。「牛を食え」といわれたって、かじりつくわけにいかない。でも、「柿を食え」といわれたら食える。皮が邪魔なら、皮を捨てて実を食う。そういう能力をもっているわけだから。なのに、食ってはならないものを食っている。「果物がうまいなあ」という人は健康で、「牛肉がうまいなあ」という人は

不健康かもしれん。

は　どうして人間は……牛肉をおいしいと思うようになったんですかね？

正　炊事をして人工調味料をつけて、食えないものを食えるものにした。そこに悲劇が始まった。医者と病院と薬が必要になった。だけど裸で放り出されて、「さあ、おまえ、何を食って生きていく？」となったら、草をかじるか、木の実を食うか。火や釜を使い、調味料でごまかさない食事をやれば万病にかからないと思う。健康で長生きできるわけや。

は　正さんも、病気知らずで。

正　わたしは、こういう（縄文的な）生活を1割も2割も実行していないと思う。それでも96まで生きる。だから、1割か2割でも真似したほうがいい。たとえ杯1杯でも、1杯の効力が必ずある。ひと粒食えばひと粒の効力が必ずある。害のほうも同じ。1個

食えば1個の害が。白米飯を食べれば白米飯の害が。生の玄米を1杯食えば、1杯の効力がある。

は　正さんは、ふだんはお米をどうやって食べていますか？

正　うーん、ふだんは家内と折り合って（炊いたごはんを）食べて、自分が食いたいときは玄米を食べて。玄米は生で食うから釜はいらない。米ひと粒でも生で食うのと煮て食うのとでは、効力と害とが必ずある。「このくらいでいいだろう」というのは、人間の勝手な決断であります。

は　正さんが、もし都会にいたら、プランターで何を育てますか？

正　まず考えられるのは、小麦、裸麦。機械がいらないから。ふつうの米は、籾をはずさないと食えんですよ。でも、小麦ならその必要がないから、それを生でかじるわけ。それから野菜。かぼちゃ、大根、

トマト。あとは、果物。柿だとか。それだけはまず始めるでしょうね。それだけあれば、何もいらないものね。塩もどちらかというといらないよ。

は　いらない!?

正　農作物に含まれている塩分で充分のはずだけど。土中から塩分を吸って、たとえばきゅうりでもかぼちゃでも、塩分を含んでいるはずだ。舌では感じることはないけれども、それで充分のはず。塩分は１日0.1グラムでいいという医者もいるけれど。

は　柿はずっと食べ続けて……。

正　木の上に登ってね、竿で採って。てっぺんになるのがうまいんですよ。てっぺんに登って行って採って、木の上でかじるのは最高やったな。まあ、知識として、これとこれと、これ、というふうに、(自然の中で暮らす知恵を)もっていれば、いざ「さあ」となったときにね、「おまえ

はいまごろ遅すぎる、間に合わないぞ」ということはないと思う。そのときから始めても死にはしないと思う。

は　ではあらためて、「みの虫」となったときの楽しみは……。

正　楽しみの対象を、閉じこもった中で求めるのか、外界に求めるのか、それだけの違いだと思います。読書だとか、自分の頭で考えるとか、口笛を吹くとか、そういうふうなことも楽しみになるわけだ。外界と交わると、楽しみよりも害のほうが多いものだから。戦争ばかりじゃない?　出世の競争、受験戦争。物心ついた時から争いばかり。

は　つい人と比べて……。引きこもりはいいことかもしれませんね。ちょっとした「みの虫革命」だ。

正　引きこもり革命(笑)。

は　「みの虫」と「みの虫」が出合ったら?

正　それは「こんにちは」く

らいのことで。相手から奪わないでも、相手に与えなくても生きていけます。倉本聰さんがどこかに書いておられたけれども、「他人のために食べるものをつくらない」というのに非常に引き込まれた、と。

は　一見、無情なようですが、でも実は、理にかなっている。不食の秋山さんも、「73億人が一人ひとり自分をしあわせにしたら世界中の人がしあわせになる」と。食べるものを売買することになったところからそもそものまちがいが起こり始めたんじゃないかと……究極的に食べるものは本当は全部タダでいい。そうなるには、まさに「万人直耕」の世界で、そうしたらもっと平和になるんじゃないかと。

正　他人に食糧を与えて、喜んでもらって報酬を得るということが、本当に与えた側の生きがいになっておるのかどうかというのは疑問なんです。

実際、相手に喜んでもらうということの中には、何か優越感というか、自慢に思う気持ち……助けた喜びというよりは自分自身への喜びがある。受けたほうが重荷を負うんじゃないかというところまで考えないといかん。押し売りをやっては。

は　すごくわかります。「あなたのために」って一見すごくありがたい感じがするけど。

正　今日一日会社で働いて、世の中のために尽くしたと思うのは大まちがい。それは、世の中を相手に、楽しみを得たような錯覚をしているだけで、実際は誰かを傷つけているかもしれない。会社のために努力したということは、地球を壊すために働いたということになるかもしれない。だから、自分で自分のものをつくっていれば、人に迷惑をかけないし、喜びの押し売りもできない。そのほうが、本当

の生きがいになるかもしれない。

は 正さん、最後に、読者のみなさんに何かメッセージをいただけませんか。

正 他人のための食べものはつくらない。これは非常に無情で天邪鬼（あまのじゃく）な態度だけれど、究極はそうでないと、人間は生きられん。人のために、人を喜ばせる食糧をつくっていては……他人が食べる食糧をつくろうと思うと、農薬や化学肥料が必要になってくる。たくさんつくらないとならないから、農業機械も必要になる。ビニールハウスも必要だ。でも、いまのプランター農業で、都会の中でも、ほんのわずか畳2帖分くらいの土地があれば、棚田にしてね、下駄箱みたいにしておいて、ここに大根、ここにほうれん草、ここに小豆、という具合につくれば……、自分の食う分くらいはできるはずだ。それくらいの能力は、人間はもって

生まれているから。だから、天皇陛下もやれ、ホームレスもやれ、と。みんなが百姓をやれば、人のためにつくる必要がなくなる。そういったら、倉本聰さんが「天皇陛下はつくっていますよ。僕は見てきた」って（笑）。田植えから収穫までやっている。国民もそれに続け、と。

は ロシアにダーチャというしくみがありますよね。郊外に畑つきの小屋をもって、週末に農業をする。

正 わたしも感心しました。

は まずはこれを日本人も真似したらいいんじゃないかと思っています。

正 やってみないとわからないことだけれど。**わたしは95年間、自分がやってきたことをずっと見返して、一番最後に残ったのは、やっぱり一株の白菜だとか、一株のほうれん草を育てるということが、理屈抜きで楽しくて、やりがいがあっておもしろいと**

335

いうことです。人の前で歌を歌ったり、あるいは本を売ったりすることよりもはるかにおもしろい。もう、必ず答えを出してくれるものね。種をひと粒落とせば、芽が出てくる。本は空振りになるかわからん。歌を歌っても手をたたいてもらえんかもしれん。**でも、ひと粒の麦を蒔いて、芽が出てきたら、これは確実に神のお恵みだと思える。そこになんともいえない安心感と満足感と喜びがある。**人をだまくらかして、ちょろまかして、ちやほやされて、それで

本が100万部売れたということよりも、この事実で目を覚ましたほうが偉大である、と。100万部、200万部、本を売ったって、ゴミ箱に放られてしまったら何もならない。究極の楽しみは、自分でつくったものを自分で食べるということ。ただ、不食は……、楽しみが半分減るということだ。猫がネズミを獲ったときの喜びは、食うがため。だから残りの楽しみをどう処理するかということが、これからの課題だ、わたしの。一生懸命考えますよ。

⑧**ばら蒔き**
土の上に直接種をばらまく方法
⑨**すじ蒔き**
直線状に凹みをつくり、そこにまっすぐに種を落とし入れる方法
⑩**「みの虫」**
都市のシステムに頼らず「搾り取る／搾られる」世界から独立し、小農の独立農民として直耕する生き方

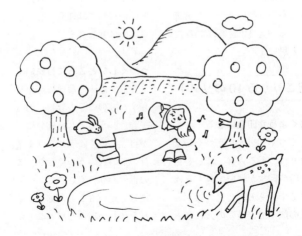

うつくしい自分に
なっていく時に
起こりうる
10のリスト

うつくしい自分ってどんな自分？
本来の自分に戻って、今よりももっと自由になったらどんな感覚なのでしょうか？
きっとその体験はひとそれぞれ。でも、どんなことが起こりうるか、より高いうつくしさに向かう時のヒントと勇気とするべく10個あげてみたいと思います。

起こりうる10のリスト

輝くような印象になる

うつくしい人、うつくしくなりつつある人は、ぱっと見た時の印象が輝いて見えるはずです。その人を見た相手の人の顔まで、最愛の人に会っ

たときのように、ぱっと一瞬で明るくなります

こころがしっとり穏やか

いつもこころがしっとりしていて穏やかです。甘美な気持ち、あたたかな思いをいつも抱いています

ことばがうつくしくなる

うつくしくなればなるほど、ことばもうつくしくなっていきます。ネガティブなことばや、汚いことばを発することがなくなる上、そういったことばが自然に耳に入らなくなるようにもなります

うつくしいところに目がいく

意識する・しないにかかわらず、ものごとの背景にある純粋性、うつくしい部分に目が自然にいくようになります。目の前の人のうつくしさ、この世界のうつくしさにいつも注目していることができ、それを味わい嚙みしめることが

できます

感謝でいっぱいになる

うつくしい人は、いつも感謝の気持ちでいっぱいです。感謝したくなるようなことばかりが起こるようになるし、一般的に負と見えるようなことにでさえ、感謝の念をもつようになります。うつくしい人の前では、悪魔でさえ天使になってしまうのです

自信があり謙虚になる

うつくしい人には自信があり、かといって尊大にならず常に謙虚です。誰とも自分を比べないし、卑下することもありません

ユーモアが溢れ出す

いつも明るく軽やかな気持ちで過ごしています。ものごとをいつも、おもしろい側面から見ることができて、「プッ」と吹き出す時のような気持ちで過ごしています。そう

いうわけで、どんな時でもユーモアが飛び出しまわりの人もおのずと朗らかになってしまいます

柔軟になる

うつくしい人は柔軟です。ものごとに臨機応変に対処できるほか、「こうするべき」から自由で、ものごとを多角的に観ることができます。精神はいつもしなやかで、若々しく、やわらかいこころでものごとを深く理解することができます

より自然に自働的になる

行動したり、表現したりする時に、とてもスムーズです。葛藤がなく、素直で、自分の本心に正直であるため、自然界やまわりと調和しています。うつくしい人の前では、ものごとはスムーズに動き、驚くべき必然性をもって成り立っていきます。自働的でありながら有機的に、かつぴったり

の時間にことがなされます

より明晰になる

　ものごとを曇った目で見ることなく、あるがままの姿で見ることができる上、その本質も見抜けるようになります。嘘か本当か、本物を見る目が兼ね備えられます。自分の意識がどんどん拡大していくため、ものごとが起こる前に気づくことができたり、遠くのことがわかったり、シンクロニシティが頻繁に起こったりするようになります。過去、現在、未来のことがより深くわかるようになります

　もちろん、これだけでなく、「うつくしい自分」が得る感覚は無限大！　ちなみに、このリストは、ロシアのタイガの森に住む「アナスタシア」（275ページ㉔）や、わたしの知る覚者の方々をイメージして書かせていただきました。ご自身への理解に役立てていただけたらうれしいです！

あとがき

愛とは美しさの絶対的な結果であり、
美しさもまた、愛の絶対的な結果なのです

誰かを深く愛すると、
その人を美しいと思うようになるでしょう。
肉体的に美しいのではなく、その人と共感し、
その人の一部になる。
そしてその人も自分の一部になる。
自然との関係もまた同じです。

モランディ
(『ナショナルジオグラフィック』web 2017.11.17)

　ここ数年、これまで目に見えない世界でいわれていた
ようなことが、「そういうことだったのか」と答え合わ
せするような気持ちになることがあります。今、ますま
す、自分がどういう波長でいるか、何にフォーカスする
かで、生きている地球自体が違うというような、実に実
に、パラレルワールドな現実の中にいるようです。

　ある意味タフな時代といえる。でも、一方で、びっく
りするほどの不思議さと自由さと創造性を体験できる、
そういう時代であるようにも思っています。うつくしい
とはどういうことなのか、愛とは何か――冒頭のこのモラ
ンディ（32年間たったひとり孤島暮らしをした男性）
のことばに集約されていると思うのですが、たくさんの

人々がこの事実に気づきはじめる時代、ともいえそう。「二元」の世界から「一元」の世界へ。この本が、そんな、これからの時代を、「うつくしい自分」となって朗らかに軽やかに生き抜くためのヒントになったらうれしいなあ、と思っています。

　さて、この本では、たくさんの方々にお世話になりました。
　全員の方々の名前をいえないのですが、特にお世話になった方々にこころからお礼をいわせてください。
　砂浴合宿でお世話になった橋本俊彦さん、対談でお世話になった夏目祭子さん、大野百合子さん、大野舞さん、こころから感謝いたします。2017年にお亡くなりになった中島正さんにこの本を読んでいただくことはできないけれど、でも、正さんの存在、息づかいを身近に感じて、この本を書きました。正さん、また正さんのご家族にもこころからお礼を申し上げます。

　直傳靈氣を伝えてくださっているみなさま、Mさんにもお礼を申しあげます。ルン・ルの植原紘治さん、いつもありがとうございます。インナーチャイルドの話をおしみなくしてくれたAさんならびにお話を参考にさせていただいたみなさまもありがとうございました。イラストレーターの平松モモコさんにも伝え切れないお礼と感謝を申しあげます。わたしの書くものを深く理解し、信じられない精度でデザインに取り組んでくださった中島基文さん、この本を出そうと熱心に励まし続けてくださった筑摩書房の井口かおりさんにも感謝を申しあげま

す。また、シリーズ第1弾、第2弾を企画編集してくだ
さった野田りえさん、元マーマーマガジン編集部員のア
マミヤアンナさんには今回も、この本の執筆にあたり、
手厚くフォローをしていただきました。こころから感謝
申しあげます。

　お名前を書き切れませんが、この本に関わってくださ
ったすべての方々、いつも支えてくれている家族やスタ
ッフのみんなにも感謝を伝えたいです。ありがとう！
最後に、読者のみなさまに、こころからお礼を申し上げ
ます。本当に本当にありがとうございました。

　すべての自然とみなさまに感謝のきもちをこめて
愛の存在をより一層感じられる初春に

2018年　著者

文庫版あとがき

　今、ますます、古い価値観が大反転しながら、大混乱しているように見えます。

　もしこの世界に「陰謀」的な何かがあるとしたら（事実というのはどんな場合もこの目で確かめるまでわかりませんが）、人と人とが対立させられて、バラバラにさせられていることそのものなんじゃないかとさえ思っています。わたしには、人々が仲よくならないように仲よくならないように仕向けられている風が吹いている。そんなふうに見えることもあります。

　こんな混乱期こそ、対象にのめり込まず、鵜呑みにしすぎず、善悪でジャッジしないで冷静に観察することがますます必要になりそうです。冷静でい続けるために、たとえば何かが起こった時、「もしこれがマッチポンプだったら」（火をつけている人と消している人が同じだったら）と思って世界を見るような視点も時には必要かもしれません。何より、外側の「意見」に流されることなく、自分自身に誠実に生きることも、冷静でいることのよい土壌となりそうです。

　冷えとり健康法では、冷えが取れると（自分にとって）何を食べたらいいか、何がおいしいかがわかるといわれています。からだやこころの浄化が進むほどに、自分にとっての「嘘」や「本当」を見抜く力もあがるので

す。わたし自身冷えとりを実践し続けて、本当にそう感じます。冷えとりは、「冷え性を治す健康法」と誤解している方が多い気がしますが、実践を続けて、心身がデトックスされた先にある高次の健康状態、高次の人間のありようを体験させてくれる方法だなと感じています。心身の浄化が進むと、共時性も高まります。「間が合う」ようになるのです。

　先日、『ピダハン─「言語本能」を超える文化と世界観』（ダニエル・L・エヴェレット＝著　屋代通子＝訳　みすず書房＝刊）というアマゾン流域の原住民についての本を読みました。ピダハンたちは、実体験しか語りませんし、重んじません。過去や未来はなく「今」に生きています。外部のものを取り入れません。保存食もない。所有物もほぼない。だから「原住民」なんだよ、と思うなかれ、ピダハンたちは、ものすごく幸福度が高いのだそうです。精神疾患もないそうです。あたらしい時代は、このピダハンに倣うところが大きいのではないかなと思っています。ハイパーなピダハンになるというか。

　こんなことを踏まえて、大転換期を生き抜くために、わたしがたいせつだなと感じていることを列記してみます。

・メディア（テレビ、ラジオ、新聞、ネットの情報、
　SNSなど）から然るべき距離を置く
・自分の感覚を信じる、自分で決める（人の意見に依存
　しない）

・何もかもなくなったらどうするかという想像をしっかりしておく
・不安や心配、恐怖心をベースにしない。ここちよさ、たのしさ、喜び、安心、愛をベースにする
・「頭」ではなく「からだ」の感覚をたいせつにする
・過去や未来に生きない。今を生きる

　つまるところ、本質的に自立することがますます大事になってきていると感じるのです。
　大変な時代だ！　ともいえますが、でも、いよいよ胎（はら）をしっかり決めて、より成熟し進化する大チャンスだと思います。結婚や学校や会社や経済といったシステムもますます変わっていくでしょう。それも内側から自然に。昔のやりかたにもうしがみつかなくていいともいえます。想像を超えるような、ワクワクするようなできごともまだまだ起こりそうです。
　そして同時に、この本やシリーズ全体でお伝えしてきたような、ご自身を浄化し、整えて、たいせつにする知恵はますますみなさんご自身の心身を強め、確かな視点をもつ手助けになるはずです。

＊

　昨今、政治に大きくカルト宗教が絡んでいたことが明るみになりました。この本に書いてあるような自然の知恵にしろ、何かの団体や組織のようなものにしろ、選ぶ時のポイントはわたしはとてもシンプルだと思っています。それは、

恐怖心を煽っているかどうか、です。

　わたしの感じる「本物」（おすすめという点で）は恐怖心を煽りません。脅しません。そして、依存させません。「本物」は、人々を自立させます。「自分でできること」を伝えます。「自分で考えて、行動する力を身につけさせる」のです。実際、自分で自分をケアできることのありがたさは、どれだけ紙数を重ねても足らないほどです。自分頼りにすることほど、確かなものはありません。

　わたしたちは、まだまだ「消費」を中心にした経済のシステムの中でとても大掛かりな「依存し合う世界」に住んでいます（ひとつの例でいえば、お米ひとつ、飲み水ひとつ、何らかの食べものでさえ、自分の手で得ていない、など）。

　このシリーズ本は、まぎれもなく、わたし自身のからだやこころのケアを通した自立体験のストーリーであり、みなさんへの自立の世界への誘いだったなと思います。誰もが個として成長したら、本当の意味で助け合い、統合する時がくるのだとも感じます。

　さて、この数年の実体験から、わたし自身があらためてつよく感じていることがあります。
　それは、

自分について
・自分の周波数が、外側の世界にそのまま現れる
・自分が設定したことが、外側の世界に現れる

（設定していないと設定していない世界が現れる）
・自分の弱いところが自分という存在を（実は）支えて
　いる
・100％自分の責任として世界を見ると、いよいよ本当
　の自由が手に入る

世界について
・世界の価値観は大反転している
・真実はいくつもある（人の数だけある）

　ということです。ひとつひとつ、とても高度なことか
もしれませんが、ぜひご自身の暮らしの中で感じてみて
いただけたらうれしいです。文庫版新章（278ページ）で、
最新の知恵もご紹介しています。意識の拡大と自立を促
す良質の知恵ばかりです。もしピンとくるものがあった
ら、ぜひご自身で調べてみてください。

　そうそう、こういった知恵について、近年、読者さん
から教わることが増えました。なんと、すばらしい円型
の循環でしょうか！　全員が、個をたいせつにしながら、
ますますゆるんで、助けあって、愛し合う時代がはじま
っていると感じます。安心の世界です。

　最後に、わたしが最近行っているアファメーションを
お伝えして、みなさんへのプレゼントとさせてください。
アメリカの女性の芸術家、フローレンス・Ｓ・シンのこ
とばです。

「神様の意志は今日なされます！　今日は成就の日です。私はこの完璧な日に感謝を捧げ、奇跡には奇跡がつづき、すばらしい不思議はやむことがありません」

　（この場合の神様は、著者の思想信条とは違い、特定の宗教的な神ではなくて、自分の中にある神性、神と捉えています）

　誰かや世界をすぐに変えることはできません。でも、自分や自分の見方、自分の周波数は、この今、この瞬間から変えることができます。このことが、本当に、すばらしいギフトだなと思います。こころのことはからだから、からだのことはこころからアプローチしてみるのも手です。

　違和感があったり疲れたなと思ったら、どんな場合も、十分に休んでください。からだはどこまでも優秀です！「皇の時代」によると、ゴロゴロボーッとすることが本当にたいせつだそうです。わたしもたっぷり寝て、ボーッとする時間をたくさんとっています。そして、喜びを受け取ること、ここちよく過ごすこと、たのしむことをもっともっと存分にご自身に許可してください。

　まだまだ自分に厳しすぎる人、自分をジャッジし続けている人、罪悪感をもち、他人軸をベースに「べき」で生きて、自分を傷つけている人が多いようです。いい大人なのに、親の価値観（おかあさんに褒められたい一心で。おとうさんの期待に応えたい＝自分の思いと勘違いして）に捉われて、がんばりすぎて自分をないがしろに

している人もとっても多いようです。自分という車を自分で運転していない状態です。それはすみやかに、外側の世界に「問題」……「不自然な状況」「居心地の悪さ」などとして現れます。

　スピリチュアルとかそうでないとか、そういうジャンルのことも実際にはどうでもよくて、この人生を肉体をもって生きている、いつか肉体死がやってくるということ自体が壮大な神秘だなと感じます。何せ、自分の人生と四つに組んでしっかり生きる、今、目の前に現われることを受け入れて祝福していく。そうして、今、今、と重なりをつづけ、一生をかけて、ただただ、ご自身に戻っていく。ここにすべてが詰まっていると感じます。

　12年にわたって、このシリーズ本を書くことができて本当にしあわせでした。これからもたくさんの方々にとって実践的なヒントになったらとてもとても光栄です。

　読者のみなさま、筑摩書房の井口かおりさん、並びに、このシリーズを企画してくださった元・アスペクトの野田りえさん、関わってくださったみなさまに、こころからお礼を申し上げます。ありがとうございました！

溢れる喜びと、感謝とともに。
新緑のうつくしい午後に
2023年初夏著者記す

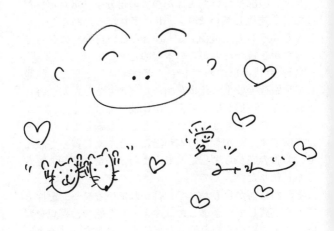

解説 「わたし」に魔法をかける本

牟田都子

　シリーズ第1作、『あたらしい自分になる本』のまえがきで、服部みれいさんはかつての自分を「ボロボロだった」と述懐しています。「ボロボロだったわたし」がどんなふうにして元気に、「あたらしい自分」になっていったかを書いたのがこの本なのだと。

　当時30代半ばのわたしも「ボロボロ」でした。転職して出版社で校正の仕事を始めたばかりでしたが、毎日失敗続き。自信がなくて、誰かに助けてほしくて、すがるように恋をしてはふられることをくり返していた。どん底期です。だからこの本が出たときすぐに買って読んで、お腹の底から思ったんですよね。わたしも「あたらしく」なりたい、って。

　それから何か月もかけて、書かれているワークを片っ端から実践していきました。冷えとりを始め、瞑想を習い、大量の服や写真を処分して、本に登場する「達人」に会いにいった。必死でした。それくらい思い詰めていたのだともいえますが。

　『あた自』巻末には「あたらしい自分になっていく過程で起こりうる10の変化」というリストがあります。12年経ったいま、読み返してみると、当てはまることだらけでびっくりです。服装や髪型はもちろん、引っ越しをして、よく行く場所も仕事先も、さらにはパートナ

ーができて名前まで変わってしまったのですから。あんなに向いていないと思った校正の仕事も、会社を離れてひとり立ちして、そのことで本を書かせてもらうまでになりました。

　こんなことが起こるなんて、「ボロボロ」だったときのわたしに言っても到底信じないでしょう。あのとき勇気を出して、がむしゃらにがんばってよかったねと、当時の自分をハグしたいような気持ちです。

　その後も『自由な自分になる本』『うつくしい自分になる本』が刊行されるたび、発売日に本屋さんへ走っていって手に入れむさぼり読み、服部さんの紹介してくれる数々の知恵を実践する日々は続いています。中でもとりわけ共感するのは、ことばは魔法であるという考え方です。

　ことばは「しみこ」むと服部さんは書いています。口から発されたことばは耳から入って潜在意識にまでしみこんでいく。その潜在意識が人を動かしているのだと。しかも、ことばって他人から言われるだけじゃない、「自分がいったことばは、何より、自分自身が聞いている」。いつも誰かをけなしたり、バカにしたり、キツくあたったりしている人は、自分に向かって「おまえは役立たずで、バカで、どうしようもないやつだ」といっているようなものだ、というのです。まるで自分で自分を虐待（！）しているようではありませんか。

　そんなときこそ、「文庫版によせて――まえがきのまえがき」にある「自分くらいは自分の味方でいていただきたいのです」ということばを思い出したいのです。自分をののしるのをいますぐやめて、「よいことば」だけを

使うようにしてみる。その意味では、本書で紹介されているエミール・クーエの自己暗示法やアファメーションも、自分に魔法をかけるための秘儀といえるのではないでしょうか。

　私はアファメーション（「自分の願望を肯定的ないいかたで宣言し、現実に叶えよう」というワーク。詳しくは187ページ⑬参照）を定期的に実践していますが、これも「よいことば」を自分にしみこませていく行為だと感じます。ノートに向かって「こうなったらいいな、こうなっていたいな」を思いつくまま書き出す。なりたい自分を鮮明に思い描き、ことばにすることで、「これがわたしの未来です」と潜在意識に向かって力強く宣言するんです。

　書くだけで夢が叶うなんて、そんな虫のいい話があるわけないよ、とかつてのわたしは思っていました。でも、いまノートを読み返してみると「天分が発揮できる仕事に出会います」「気のいい猫と暮らしています」など、見事に現実になっている。そして気がついたんです。この「セルフクリーニング・ブック」シリーズを読むことも、ひとつのアファメーションだったのじゃないかと。

　本書を読んで、いますぐ冷えとりを始めたり、畑や田んぼにトライできたらすばらしいですけれど、なかなか実行に移せないという人もいますよね。制服があって靴下の重ねばきができないとか、都会で土が身近にない暮らしをしているとか。そういう人は無理をせず、自分のライフスタイルでできる範囲で始めたらいいと思うし（わたしもそうでした）、やってみて、自分には向いていないと思ったらやめたっていいんです（わたしもそうで

した）。

　でもね、そこであきらめないでほしいんです。これら
の本を傍らに置いて、気持ちの向いたときに読み返して
みる。それだけでもう、あたらしくて、自由な、うつく
しい自分に「なる」と宣言しているのだとしたら、どう
でしょう。少なくともわたしは、この12年のあいだ数
えきれないほど本を読み返し、「なる」と宣言し続けて
きた。そのことが、わたしをここまで連れてきてくれた
のじゃないかと思うのです。

　本書には「自分探し」ならぬ「自分はがし」という表
現が出てきます。これまで生きてきただけの時間をかけ
て身につけてしまった思い込みや考え方のくせって、は
がしてもはがしても出てくる。わたしもまだまだ自分は
がしの旅の途中です。平松モモコさんの描く着ぐるみを
脱いだ女の子みたいに、ぴっかーんと輝く自分をめざし
て、これからもクリーニングを続けていきます（と、宣
言！）。

服部みれい（はっとりみれい）

文筆家、『murmur magazine（マーマーマガジン）』、詩とインタビューの雑誌『まぁまぁマガジン』『murmur magazine for men（マーマーマガジンフォーメン）』編集長、詩人。冷えとりグッズを扱う「マーマーなブックス アンド ソックス」（mmbs）（murmur-books-socks.com）主宰。育児雑誌の編集者を経て、ファッション誌のライティング、書籍などの編集、執筆を行う。2008年に『murmur magazine』を創刊。あたらしい時代を生きるためのホリスティックな知恵を厳選して発信。代替医療に関する書籍の企画・編集も多数手がける。著書に、『あたらしい自分になる本　増補版—SELF CLEANING BOOK』『自由な自分になる本　増補版—SELF CLEANING BOOK2』『わたしの中の自然に目覚めて生きるのです　増補版』（ちくま文庫）、『わたしが輝くオージャスの秘密』（蓮村誠監修、ちくま文庫）、『自分をたいせつにする本』（ちくまプリマー新書）、『なにかいいこと』（PHP文庫）、『あたらしい東京日記』シリーズ（大和書房）、『わたしらしく働く！』（マガジンハウス）、『みの日記』（扶桑社）、『わたしと霊性』（平凡社）、『好きに食べたい』（毎日新聞出版）、『わたしにうれしいことが起こる。』（植原紘治さんとの共著　徳間書店）など多数。2017年秋より「声のメルマガ 服部みれいのすきにいわせてッ」を毎週配信。2023年夏、『まぁまぁマガジン』25号（あたらしいセラピー特集号）を発刊。

服部みれいHP☞hattorimirei.com
エムエム・ブックスHP☞murmurmagazine.com
声のメルマガ 服部みれいのすきにいわせてッ
☞murmur-books-socks.com/
インスタグラム　@millethattori

本書は、2018年3月、筑摩書房から刊行された単行本『うつくしい自分になる本—SELF CLEANING BOOK3』に増補したものです。

あたらしい自分になる本 増補版　服部みれい

わたしの中の自然に目覚めて生きるのです 増補版　服部みれい

自由な自分になる本 増補版　服部みれい

酒のさかな　高橋みどり

くいしんぼう　高橋みどり

大好きな野菜 大好きな料理　有元葉子

母のレシピノートから　伊藤まさこ

北京の台所、東京の台所　ウー・ウェン

ひきこもりグルメ紀行　カレー沢薫

味見したい本　木村衣有子

著者の代表作。心と体が生まれ変わる知恵の数々。文庫化にあたり新たな知恵を追加。冷えとり、アーユルヴェーダ、ホ・オポノポノetc.〔辛酸なめ子〕

生き方の岐路に立ったとき、心の中の「自然」が答えてくれる。毎日の悩みにも、心身にも、人間関係にも役立つ。推薦文＝北山耕平、吉本ばなな

呼吸法、食べもの、冷えとり、数秘術、前世療法などで、からだにも魂にも自由になる。文庫化にあたり一章分書き下ろしを追加。〔川島小鳥〕

ささっと切ったり盛ったり、気のきいた器にちょっと盛ればでき上がり。ついつい酒が進む、名店「にほし」店主・船田さんの無敵の肴98品を紹介。〔高山なおみ〕

高望みはしない。ゆでた野菜を盛るくらい。でもごはんはちゃんと炊く。料理する、食べる、それを繰り返す、読んでおいしい生活の基本。〔高山なおみ〕

この野菜ならこの料理！29の野菜について、味の方向や調理法を変えるベストな料理法を3つずつご紹介。あなたの野菜生活が豊かな料理に変わります。

ロールキャベツやゆで卵入りのコロッケ……家族のために作られた懐かしい味の記憶とレシピ。にあたり、さらに新たな味わいを大幅加筆。〔木村衣有子〕

料理研究家になるまでの半生、文化大革命などの出来事、北京の人々の暮らしの知恵、日中の料理について描く。北京家庭料理レシピ付。〔木村衣有子〕

博多通りもんが恋しくて――。家から一歩も出たくない漫画家が「おとりよせ」を駆使してご当地グルメを味わい尽くす"ぐうたら系"食コラム。

読むだけで目の前に料理や酒が現れるかのような食の本についてのエッセイ。居酒屋やコーヒーの本も。帯文＝武田百合子の食卓。帯文＝高野秀行

関西フォークがやって来た！　なぎら健壱

1960年代、社会に抗う歌を発表した「関西フォーク」。西岡たかし、高田渡、フォークルらの足跡を辿り、関西のアングラ史を探る。（タブレット純）

痛みの作文 ANARCHY　ANARCHY

京都・向島の過酷な環境で育った少年は音楽と仲間に出会い奇跡を起こす。日本を代表するラッパーが綴る魂震えるリアル・ストーリー。（都築響一）

大正時代の身の上相談　カタログハウス編

他人の悩みはいつの世も蜜の味。大正時代の新聞紙上で129人が相談した、深刻な悩みが時代を映し出す。（小谷野敦）

横井軍平ゲーム館　横井軍平　牧野武文

数々のヒット商品を生み出した任天堂の天才開発者・横井軍平。知られざる開発秘話とクリエイター哲学を語った貴重なインタビュー。（田野辺尚人）

悪魔が憐れむ歌　高橋ヨシキ

政治的に正しくなく、安っぽいショックの中にこそ救いとなる表現がある。映画に「絶望と恐怖」という友人を見出すための案内書。（スズキコージ）

バーボン・ストリート・ブルース　高田渡

流行に迎合せず、グラス片手にうたい続け、いぶし銀のような輝きを放ちつつ逝った高田渡の酔いどれ人生、ここにあり。

間取りの手帖 remix　佐藤和歌子

世の中にこんな奇妙な部屋が存在するとは！ 文庫化に当たり、間取りとコラムを追加し著者自身が再編集。（南伸坊）

ブルース・リー　四方田犬彦

ブルース・リーと李小龍はメロドラマで高評を獲得し、アクション映画の地図を塗り替えた。この天才俳優の全作品を論じる、アジア映画研究の決定版。

たまもの　神藏美子

彼と離れると世界がなくなってしまうと思っていたのに、別の人に惹かれ二重生活を始めた「私」。写真と文章で語られる「センチメンタルな」記録。

青春と変態　会田誠

著者の芸術活動の最初期にあり、高校生男子の暴発するエネルギーを、日記形式の独白調で綴る変態的青春小説もしくは青春的変態小説。（松蔭浩之）

品切れの際はご容赦ください

「仕事」の先には必ず人が居る。自分を人を十分に活かすこと。それが「いい仕事」につながる。その方策を探った研究第三弾。　　　(向谷地生良)

水木サンが見たこの世の地獄と天国。人生、自然の流れに身を委ね、のんびり暮らそうというエッセイ。推薦文＝外山滋比古、中川翔子　　　(大泉実成)

「ひきこもり」治療に詳しい著者が、具体的な疑問に答える。本当に役に立つ処方箋。理論編と実践編。参考文献、「文庫版　補足と解説」を付す。

「ひきこもり」研究の第一人者の著者が、ラカン、コフート等の精神分析理論でひきこもる人の精神病理を読み解き、家族の対応法を解説する。　　(井出草平)

人は大人になった後でこそ、自分を変えられる。多くの事例をあげ「運命を変えて、どう生きるか」を考察した名著。待望の文庫化。　　　(井中江有里)

自殺欲求を「消えたい」と表現する、親から虐待された人々。彼らの育ちや、その後の人生、苦しみを丁寧にたどり、人間の幸せの意味を考える。　　(橋本治)

家族や大切な人を失ったあとには深い悲しみが長く続く。悲しみのプロセスを理解し乗り越えるための、思いやりにあふれたアドバイス。　　(中下大樹)

家庭という密室で、DVや虐待は起きる。「普通の人」がなぜ？　加害者を正面から見つめ分析し、再発を防ぐ考察につなげた、初めての本。　(牟田和恵)

性格は変えられる。「パーソナリティ障害」を「個性」に変えるために、本人や周囲の人がどう対応し、どう工夫したらよいかがわかる。　(山登敬之)

人は誰でも心の底に、様々なかなしみを抱えながら生きている。「生きるかなしみ」と真摯に直面し、人生の幅と厚みを増した先人達の諸相を読む。

新聞記者から下着デザイナーへ。斬新で夢のある下着を世に送り出し、下着ブームを巻き起こした女性起業家の波瀾の半生記。（近代ナリコ）

一人の少女が成長する過程で出会い、愛しんだ文学作品の数々を、記憶に深く残る人びとの想い出とともに描くエッセイ。（末盛千枝子）

還暦……もう人生おりたかった。でも春のきざしを感じて生きてもいい人も。意味深い悲喜こもごも。第3回小林秀雄賞受賞。（長嶋康郎）

佐野洋子は過激だ。大胆で意表をついたまっすぐな発言をする。ふつうの人が思うようには思わない。だから読後が気持ちいい。（群ようこ）

色と糸と織――それぞれに思いを深めて織り続ける染織家にして人間国宝の著者の、エッセイと鮮かな写真が織りなす豊醇な世界。オールカラー。

八十歳を過ぎ、女優引退を決めた著者が、日々の思いを綴る。「齢」にとらわれず、「なみ」に気楽にと過ごす時間に楽しみを見出す。（山崎洋子）

向田邦子、幸田文、山田風太郎……著名人23人の美味しい思い出。文学や芸術にも造詣が深かった往年の大女優・高峰秀子が厳選した珠玉のエッセイ。

キリストの下着はパンツか腰巻か？　幼い日にめばえた疑問を手がかりに、人類史上の謎に挑んだ、抱腹絶倒＆禁断のエッセイ。（井上章一）

時代を経てなお生きる言葉のひとつひとつが、楽にしてくれる――。大人気小説家・氷室冴子の名作エッセイ、待望の復刊！（町田そのこ）

彼女たちの真似はできない、しかし決して「他人」でもない。シンガー、作家、デザイナー、女優……唯一無二で炎のような女性たちの人生を追う。

兄・宮沢賢治の生と死をそのかたわらでみつめ、兄の死後も烈しい空襲や散佚から遺稿類を守りぬいてきた実弟が綴る、初のエッセイ集。

一流の書家、画家、陶芸家にして、希代の美食家でもあった魯山人が、生涯にわたり追い求めて会得した料理と食の奥義を語り尽す。

坊主頭に半ズボン、リュックを背負う「裸の大将」が見聞きするものは不思議なことばかり。スケッチ多数。 (山田和)

「のんのんばあ」といっしょにお化けや妖怪の住む世界をさまよっていたあの頃──。漫画家・水木しげるの、とてもおかしな少年記。 (井村君江)

戦争で片腕を喪失、紙芝居・貸本漫画の時代と、波瀾万丈の人生を、楽天的に生きぬいてきた水木しげるの、面白くも哀しい半生記。 (呉智英)

限られた時間の中で、いかに充実した人生を過ごすかを探るべき十八篇の名文。来るべき日にむけて考えるヒントになるエッセイ集。

20世紀末、日本中を脱力させた名著『老人力』と『老人力②』が、あわせて文庫に!ぼけ、ヨイヨイ、もうろくに潜むパワーがここに結集する。

両国、谷中、千住……アスファルトの下、累々と埋もれる無数の骨灰をめぐり、忘れられた江戸・東京の記憶を掘り起こす鎮魂行。 (黒川創)

あの人は、あり過ぎるくらいにあった始末におえない胸の中のものを誰かに言って死んだ。時を共有した二人の世界。 (新井信)

世の中にはびこるズルの壁、はっきりしない往生際……。抱腹絶倒のあとに東海林流のペーソスが心に沁みてくる。平松洋子が選ぶ23の傑作エッセイ。

品切れの際はご容赦ください

ちくま文庫

うつくしい自分になる本 増補版
SELF CLEANING BOOK 3

二〇二三年十二月十日　第一刷発行

著　者　　服部みれい（はっとり・みれい）

発行者　　喜入冬子

発行所　　株式会社筑摩書房
　　　　　東京都台東区蔵前二─五─三　〒一一一─八七五五
　　　　　電話番号　〇三─五六八七─二六〇一（代表）

装幀者　　安野光雅

印刷所　　中央精版印刷株式会社
製本所　　中央精版印刷株式会社

ISBN978-4-480-43906-2 C0195